高等职业教育智慧健康养老服务与管理、护理专业教材

新形态一体化教材
新型活页教材

实用老年照护技术

（供护理、智慧健康养老服务与管理专业用）

主　编　李燕萍　董志甫

副主编　周裕婧　刘善丽　刘　玲

编　者（以姓氏笔画为序）

车小雯（重庆医药高等专科学校）

邓　晶（重庆医科大学附属第一医院）

刘　玲（重庆医科大学附属第一医院）

刘善丽（重庆医药高等专科学校）

祁俊菊（贵州大学医学院）

杜艳会（重庆医科大学附属第一医院）

李　科（重庆医药高等专科学校）

李燕萍（重庆医药高等专科学校）

李燕燕（重庆医药高等专科学校）

吴　玲（重庆医药高等专科学校）

周裕婧（重庆医药高等专科学校）

郑　知［重庆医科大学附属璧山医院（重庆市璧山区人民医院）］

赵晓龙（陆军第956医院）

徐樱月［重庆医科大学附属璧山医院（重庆市璧山区人民医院）］

梁　滢（重庆医药高等专科学校）

董志甫（重庆医药高等专科学校）

中国健康传媒集团
中国医药科技出版社

内容提要

本教材是"高等职业教育智慧健康养老服务与管理、护理专业教材"之一，是兼具"工作活页手册"和"教材"双重属性的活页式教材，根据本课程教学要求编写而成，内容包括 8 个模块：老年照护相关基础知识，老年人综合能力评估，老年人照护计划制订及书写，老年人日常生活照护技术，老年人日常安全照护技术，老年人心理照护技术，老年人常见病的照护技术，老年人安宁疗护照护技术。本教材具有结构化、形式化、模块化、灵活性等特点，实用性强，实现教学与岗位和行业对接，教学与社会需要对接，并与相应的职业资格标准或职业技能等级证书标准接轨。

本教材为新形态一体化教材，即纸质教材有机融合电子教材，教学配套资源（PPT、题库等），数字化教学服务（在线教学、在线作业、在线考试），使教材内容立体化、生动化，便教易学。

本教材可供全国高等职业院校护理、智慧健康养老服务与管理专业师生使用，也可作为相关从业人员的参考用书。

图书在版编目（CIP）数据

实用老年照护技术 / 李燕萍，董志甫主编 .—北京：中国医药科技出版社，2023.6

高等职业教育智慧健康养老服务与管理、护理专业教材

ISBN 978-7-5214-3856-7

Ⅰ . ①实… Ⅱ . ①李… ②董… Ⅲ . ①老年人－护理学－教材 Ⅳ . ① R473.59

中国国家版本馆 CIP 数据核字（2023）第 065108 号

美术编辑 陈君杞

版式设计 友全图文

出版 **中国健康传媒集团** | 中国医药科技出版社

地址 北京市海淀区文慧园北路甲 22 号

邮编 100082

电话 发行：010-62227427 邮购：010-62236938

网址 www.cmstp.com

规格 787mm×1092mm $\frac{1}{16}$

印张 13 $\frac{1}{2}$

字数 285 千字

版次 2023 年 6 月第 1 版

印次 2023 年 6 月第 1 次印刷

印刷 北京紫瑞利印刷有限公司

经销 全国各地新华书店

书号 ISBN 978-7-5214-3856-7

定价 **80.00** 元

获取新书信息、投稿、为图书纠错，请扫码联系我们。

数字化教材编委会

主　编　李燕萍
副主编　周裕婧　刘善丽　刘　玲
编　者　（以姓氏笔画为序）

车小雯（重庆医药高等专科学校）

邓　晶（重庆医科大学附属第一医院）

刘　玲（重庆医科大学附属第一医院）

刘善丽（重庆医药高等专科学校）

杜艳会（重庆医科大学附属第一医院）

李　科（重庆医药高等专科学校）

李燕萍（重庆医药高等专科学校）

李燕燕（重庆医药高等专科学校）

吴　玲（重庆医药高等专科学校）

周裕婧（重庆医药高等专科学校）

梁　滢（重庆医药高等专科学校）

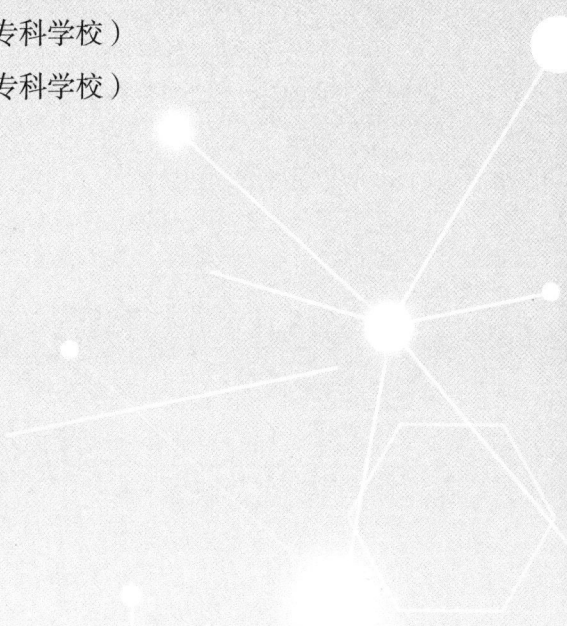

前言
PREFACE

　　2019年1月国务院印发《国家职业教育改革实施方案》，提出在职业院校、应用型本科高校启动"学历证书＋若干职业技能等级证书"即"1+X证书"制度试点工作，以夯实学生可持续发展基础，拓展学生就业创业本领。同时要进一步深化产教融合、校企合作，校企双方共建共享教学资源，共同开发融入新知识、新技术、新工艺、新规程的活页式教材、新型数字化教材，以全面深化"三教改革"，实现教学与岗位和行业对接，教学与社会需要对接，共同培养技术技能型应用人才。

　　本教材是基于人口老龄化背景下社会的实际需求，根据职教改革的精神，将为期三年的"课证融通"教学改革实践总结归纳，将"老年护理""康复护理""1+X"老年照护职业技能等级证书、"1+X"失智老年人照护职业技能等级证书、"1+X"医养个案管理职业技能等级进行整合，按照评估、计划、实施的环节，充分考虑老年人"全生命周期"照护，形成的校企合作教材，并配套数字化教学资源（PPT、题库），使教学内容更加立体化、多样化。全书包括8个模块：老年照护相关基础知识，老年人综合能力评估，老年人照护计划制订及书写，老年人日常生活照护技术，老年人日常安全照护技术，老年人心理照护技术，老年人常见病的照护技术，老年人安宁疗护照护技术。通过学习目标、任务情境、任务分析、任务实施、任务检测和拓展学习等模块，增强学生学习兴趣，使教材层次更加清晰，内容更加丰富实用。本教材具有结构化、形式化、模块化、灵活性等特点，实用性强。

　　本教材可供全国高等职业院校护理、智慧健康养老服务与管理专业师生教学使用，也可作为相关从业人员的参考用书。

　　因行业发展、更新较快，书中疏漏之处在所难免，恳请各位读者提出建议，给予批评指正，以便修订时完善。

编　者
2022年11月

目录
CONTENTS

项目一　老龄化现状及应对措施

【学习目标】

知识目标　1.掌握老龄化的概念。

2.熟悉我国人口老龄化的特点。

3.了解我国人口老龄化的原因及应对措施。

能力目标　1.能正确理解我国人口老龄化给经济和社会带来的冲击。

2.能正确指导老年人选择合适的养老方式。

3.能把握机遇，在智慧养老中做出特色。

素养目标　1.具有敬老、爱老、助老意识，弘扬中华传统美德。

2.具有强烈的社会责任感，成为推动养老产业发展的专业人才。

3.具有良好的开拓创新意识，服务养老行业。

【概述】

我国自1999年进入老龄化社会以来，党和政府高度重视，结合我国实际情况，初步形成了政府主导、社会参与、市场推动的具有中国特色的养老服务体制机制，努力满足老年人日益增长的多层次、多样化健康养老服务需求。党的二十大报告中提出了实施积极应对人口老龄化国家战略，发展养老事业和养老产业，优化孤寡老人服务，推动实现全体老年人享有基本养老服务。"十四五"时期我国的养老事业进入以高质量发展为主题的新阶段。"十四五"建设期间，我国将迎来3亿庞大的老龄人口，青年人应把握战略机遇，顺应创新潮流，融入我国养老服务体系建设中来，为健康老龄化社会做出应有的贡献。

【任务情境】

李爷爷，80岁，与儿子一家同住，生活基本能自理，患高血压、糖尿病多年，每天需按时服用药物。今日午后老人感头昏头痛，询问之下才知老人忘记服药。儿子、儿媳平日工作繁忙，想着老父亲年事已高，为防止意外，必须得有专人照顾才行，故特地抽出时间咨询养老事宜。

思考：1.李爷爷目前属于哪一个老年分期？需要提供哪方面的照护？

2.分析李爷爷的情况，提供养老建议，供李爷爷儿子抉择。

【任务分析】

一、我国人口老龄化现状

（一）人口老龄化的相关概念

1. 老年人年龄划分 由于世界各国人口平均寿命不同，经济、政治情况不同，世界上对老年人年龄划分规定还没有统一的标准。世界卫生组织（WHO）规定，发达国家65岁以上的人群称为老年人，而在发展中国家则将60岁以上人群称为老年人。我国《老年人权益保障法》第2条规定老年人的年龄起点标准是60周岁。即凡年满60周岁的中华人民共和国公民都属于老年人。我国现阶段老年分期是45～59岁为老年前期（中老年人），60～89岁为老年期（老年人），90岁以上为长寿期（长寿老人）。

2. 人口老龄化与老龄化社会 人口老龄化简称人口老化，是指人口生育率降低和人均寿命延长导致的总人口中因年轻人口数量减少、年长人口数量增加而导致的老年人口比例相应增长的动态，是人口年龄结构的老龄化。国际上的普遍看法是，当一个国家或地区60岁以上老年人口占人口总数的10%，或65岁以上老年人口占人口总数的7%，即意味着这个国家或地区的人口处于老龄化社会。我国目前是世界上老年人口最多的国家，占全球老年人口总量的1/5。

（二）我国人口老龄化的原因

1. 平均寿命延长 改革开放以来，我国经济社会快速发展，医疗卫生水平不断提高，人民健康水平不断提升，老年人口死亡率在不断下降。平均寿命的延长和人口结构的变化对整个社会都会产生深远影响，未来与老龄化相关的变化无疑会对我们的生活方式和个人追求，以及人际关系产生重大影响，这些影响会在家庭、社区和社会中广泛存在。

2. 生育率和出生率下降 我国自20世纪80年代至21世纪初实行计划生育国策，导致全社会的生育水平降低。因为生育率降低，加快了人口老龄化速度，但也减少了未来老年人口的总体规模，并在一定程度上缩短了老年人口规模处于较高水平的时间。另外，生育率也受到经济发展、社会观念转变导致的生育意愿下降的影响。目前中国的生育率已经降到更替水平以下，出生率也逐年下降。年轻人口在不断减少，老年人口却在不断增加，导致人口结构发生明显变化，21世纪前期将是中国人口老龄化发展最快的时期。

（三）我国人口老龄化的特点

1. 老年人口规模巨大 我国人口基数庞大，老年人口规模在很长一段时间都将居高不下，这将给养老保障制度建设和医疗保健事业发展带来压力。目前我国的老龄人口超过了日本总人口，2025年将相当于美国总人口，预测2050年将达到老龄化最高水平，其中老年人口总量将超4亿，比重将占到总人口的20%以上。2020年第七次全国人口普查最新数据显示，我国60岁以上人口为26402万，占全国总人口的18.7%，其中65岁及以上达19064万，占总人口的13.5%。这就要求整个社会的养老资金支出、社会保障制度设计、配套基础设施建设以及养老服务体系构建等都要以老年人口的总体规模为重要依据，并不断完善医疗卫生服务，加快老年病防治和老年保健事业发展。

2.老年人口增长迅速 快速老龄化进程与劳动力总量减少并行，劳动力年龄结构老化给经济持续健康发展带来挑战。65岁以上老年人占总人口的比例从7%提升到14%，大多数发达国家至少用了45年的时间（法国130年、瑞典85年、美国79年、英国45年），而我国只用了27年。随着老年人口规模的扩大，我国劳动年龄人口总量自2011年达到峰值后便开始逐年缩减，劳动力年龄结构向老化发展。这一方面加重了劳动年龄人口的养老负担，另一方面也深刻影响着我国过去以劳动密集型产业为主的经济发展方式。因此，要加快经济转型升级，将发展动力从主要依靠资源和低成本劳动力等要素投入转向依靠创新驱动，并大力提高劳动力素质和劳动生产率。

3.从"未富先老"到"边富边老" 我国人口老龄化不断加剧的同时，经济增长表现出同发达国家相类似的阶梯状下行态势。与发达国家不同的是，发达国家先拥有经济的快速发展和物质基础然后才进入老龄化社会（发达国家进入老龄化社会时人均GDP一般为5000~10000美元），而我国在经济尚不发达的情况下就已提前进入老龄社会，也就是说，可供养老年人的社会财富还没积累完成，一部分庞大的人群就已经进入老龄。"十四五"建设期间，我国老龄人口问题在脱贫攻坚任务完成情况下，呈现"边富边老"的特点，这对于建立完善的养老服务体系具有较坚实的物质基础。

4.地区老龄化发展不平衡

（1）省份差异 我国老龄化发展具有明显的地区差异，分布极不平衡，东部地区明显快于西部地区，长三角、珠三角以及京津冀三大经济发达地区的老龄化程度不尽相同。上海最早，1979年65岁及以上人口比重就达到了7%，与最晚进入老龄化社会的省份相比，跨度达33年。因此，在制定养老政策时，应充分考虑到省际差异，结合不同区域老龄化阶段和经济发展水平制定不同的配套政策。

（2）城乡差异 我国老龄化发展分布不均衡还体现在城乡倒置上。在发达国家，城市老龄化普遍高于农村，而我国在城市快速发展的影响下，劳动力人口迁移，农村大量青壮年劳动力外流，致使农村老龄化程度和速度比城市更迅猛。我国农村老年人口比例约高于城镇1.24%，这种城乡倒置现象将持续至2040年。

5.空巢老人和独居老人增多 空巢老人是指无子女、丧子女或虽有子女但不与子女居住在一起的，身边没人照顾的60周岁以上的老年人，或者是指没有子女照顾、单居或夫妻双居的老人。随着我国工业化和城镇化的快速发展，人口迁移流动日益频繁，分户居住现象日益普遍，引发家庭结构发生深刻变化，家庭养老支持功能明显弱化。主要表现在家庭规模逐步缩小和家庭内部代际结构日益简化两个方面。由于工作和生活节奏加快，很多子女没有时间照顾父母。目前，我国平均家庭规模约为3人，仅由夫妻二人组成的"一代户"家庭（主要是空巢老人和空巢中年人）在所有家庭中的占比超过1/3。其中空巢老人比重较高，占老年人总数的一半。传统的家庭养老功能弱化，加重了整个社会的养老负担。

二、人口老龄化的应对措施

（一）健全养老服务体系，巩固家庭养老基础地位

现阶段我国养老服务可分为三类：居家养老、社区养老和机构养老。《"十四五"规划纲要》在"完善养老服务体系"中提到：推动养老事业和养老产业协同发展，健全基本养老服务体系，大力发展普惠型养老服务，支持家庭承担养老功能，构建居家社区机构相协调、医养康养相结合的养老服务体系。

当前，家庭养老功能正在弱化，而家庭养老在经济供给、生活照料、精神慰藉等方面有着独特优势。为了鼓励子女与父母同住，减少老年人独居现象，可制定家庭养老支持政策，比如通过税收优惠、经济补贴等多种方式对家庭养老进行提倡，另外，重视家庭照料者（家庭成员）的身心健康状况和照护能力，依托社区机构为他们提供全方位、多层次的有力支持和指导，促进有老年人的家庭健康和谐地发展。

（二）完善养老服务体制机制，提高服务质量

制定切实可行的老年人健康服务和养老服务政策和措施，开发社会养老服务资源，多方面筹集养老保障资金，实行新型养老保障制度，并根据地区经济发展水平不同进行调整和改进。同时，对养老服务行业进行有效的监管，形成公平竞争、健康有序的市场环境。实现在"物质搞上去"的同时"服务跟上来"，推动养老服务业和老龄产业发展壮大。除了大力完善老年人权利保障体系和各项社会保障制度，政府通过购买服务等方式支持市场主体提供养老产品和服务，更好满足老年人需求。支持社会力量成立养老服务机构，整合地方资源，积极引导社会资本向养老服务业的投入，发挥其在社会化养老服务中的重要作用。鼓励社会资本成立更多公益慈善养老基金，充分发挥慈善组织作用，切实凝聚社会力量，提高老年群体的生命质量和生活品质。

（三）构建老龄社会新型文化体系，增强老年人归属感

"十四五"期间是我国实现高质量发展的阶段，当前阶段的老年人口素质有了进一步的提升，应该大力倡导年龄平等文化，发挥老年人的主体作用，挖掘老年人的自身价值。不仅使老年人得到全社会的关心和照顾，还要让全社会看到老年人的价值和贡献，避免对老年群体产生歧视和偏见，促进老年人的社会参与，带给老年人获得感和幸福感。通过现代新媒介，在全社会大力弘扬中华传统美德，提升全社会敬老、爱老、助老的道德风尚，践行社会主义核心价值体系。同时，尽力为老年人提供诸如老年大学之类的学习娱乐场所，丰富老年人精神文化生活，使老年人在活动和学习中体会到快乐，有助于老年人适应社会变化和挑战，树立积极、乐观的心态，增强社会归属感。

（四）健全医疗保障体系，探索长期护理保险制度

老年人随着年龄增长易受疾病困扰，如各类慢性疾病等，也容易多种疾病共存，不仅治愈率低，而且病程长，经常需要长期的医疗照护，因此医疗保障对于老年人健康尤为重要。全国老龄办发布《第四次中国城乡老年人生活状况抽样调查》显示，2021年，我国老年人健康在不断改善的同时，仍然有18.3%的老年人处于失能、半失能状态，总数达4063万人。目前有限的医疗卫生和养老服务资源还远远无法满足老年人的需要，这就迫切需要把医疗卫生与养老服务有机结合起来，高效整合医疗卫生和养老服务两方面资源，探索建立长期护理保险制度，鼓励个人从年轻时期就开始为应对养老护理风险进行资金储备，有利于切实保障失能人员特别是失能老年人的基本生活权益。

（五）丰富养老方式，拓宽养老渠道

在"十四五"期间创新作用引领下必然会有"互联网+养老"的实现。未来二三十年即将步入老年的"新一代"老年人呈现出了一些新特点：①教育水平持续提升，接受新事物、运用现代信息技术的能力明显增强；②积累了一定财富，具有较强的养老产品和服务消费欲望与实力；③自理能力和预期寿命不断提高，对外部依赖减轻。这些新特点将使应对老龄化、发展老龄事业、解决老龄社会问题面临新的机遇。结合新特点，可以借助物联网、互联网等信息通信技术，推动智慧养老平台快速发展，为老年人提供多元化、个性化的服务，满足不同层次老年人的需求特别是精神生活的需求；开展老年居家设计，为老年人日常生活带去巨大便利；建立社区老年居家紧急呼救服务系统，推广"资产养老"等。

（六）加强养老服务人才队伍建设，培养后备力量

养老服务需要人才和科技的支持，这需要从教育、培训、管理多方面入手，提升养老服务人才专业化和职业化水平：①规范从业人员准入标准；②依托医学院校加强智慧健康养老人才及相关人才培养，如老年保健、老年康复、中医理疗等人才培养和在岗职工技能培训，同时2019年国家开展"1+X"职业技能等级证书工作、高职百万扩招等，以培养相关人才；③鼓励科研院所培育养老产业科研型人才，开发老年产品，促进养老产业发展。同时，为保证养老人才的涌入，应建立相应的养老服务专业人才待遇体制，提供如落户、住房和教育等保障。

人口老龄化是现代化进程的必然结果。应充分认识我国人口老龄化的规律和特征，并在此基础上进行科学的制度设计，提出合理的应对措施，推动我国老龄事业全面协调可持续发展。

【拓展学习】

"1+X"职业技能等级证书介绍

【任务检测】

【课堂笔记】

（刘善丽）

项目二　老年护理及康复护理相关理论概述

【概述】

随着老龄化现状的快速发展，我国医疗保健行业面临着严峻的挑战。老年人在生理、心理、社会适应能力上与其他年龄人群多有不同，老年人口已成为医疗保健服务需求量最大的人群。失能、失智和患病老年群体的康复、护理、照护需求增加，发展健康老龄化、积极老龄化，是摆在全球人类命运共同体面前的重大议题。

【任务情境】

据《2021年上海市老年人口和老龄事业监测统计信息》，上海市60岁以上人口为542.22万人，占总人口的36.3%。全市养老机构共计730家，床位共计15.86万张；长者照护之家206家，床位数5851张；社区老年人日间照护机构831家，日均服务人数1.05万人；全市共计开设老年护理院床位数2.42万张，家庭病床6.37万张。

思考：老年护理的主要服务形式及目的是什么？

【任务分析】

一、老年护理学概述

（一）老年护理学的相关概念

1.老年学（gerontology）　是一门研究老龄化和老年相关问题的综合性学科，是一门包含自然科学和社会科学的新兴交叉学科。它不仅研究个体老化过程，还研究人类个体与群体老龄化相关问题，包括老龄化形成的过程、现状、发展规律及其与人类生活环境的关联，以及人类社会和个体如何适应老龄化的变化等，是各种老年相关学科的总称。

2.老年医学（geriatrics）　是老年学的主要组成部分，也是医学领域的一个分支。研究内容包括老年流行病学、老年临床医学、老年基础医学及老年康复医学四大学科。主要研究老年病及老年保健的特点、老年期疾病的发病机制，以探索预防、早期诊断和治疗的有效方法，制定老年人的保健措施。

3. 老年社会学（elderly sociology） 主要研究与老年人有关的社会、经济、文化和环境因素以及相关的社会制度、家庭结构与风俗习惯等问题。

4. 老年护理学（geriatric nursing） 是研究老年人和老年病护理的学科，它是老年医学的一个学科，也是护理学的一个分支。主要研究、诊断以及处理老年人对自身现存或潜在健康问题的反应，包括老年人健康评估、日常生活照护、老年健康保健、临终关怀等。老年人在生理、心理、社会适应能力以及老年疾病方面的特殊性，决定了老年护理学也有其特殊的规律。

（二）老年护理的目标

1. 增强自我照顾能力 老年人因为衰弱或患病，会出现独立生活及自我照顾能力的下降，加之我国传统文化观念的影响，老年人很容易对家人及其照护人员过度依赖，进而加速其自理能力的丧失。护理人员应善于运用老年人自身资源，采取各种措施，帮助老年人提高自我照顾的意识，并尽量维持其自我照顾能力。应充分认识到巩固和强化老年人自我照顾能力，增强老年人生活的信心、提高其生活质量、保持自尊的重要性。

2. 延缓恶化及衰退 老年人有很多慢性疾病都是不可逆的，需要终身干预和治疗。护理人员应对老年人广泛积极地开展健康教育，依据三级预防策略进行健康管理。可通过指导老年人改变不良的生活方式和行为等，避免和减少健康危险因素；做到早发现、早诊断、早治疗，促进疾病的康复；对疾病进行干预，预防并发症的发生，防止伤残。

3. 提高生活质量 老年护理的目标不仅仅是疾病的治疗和益寿延年，还应尽可能使老年人在生理、心理和社会适应方面达到完美状态，提高其生活质量，维护生命的尊严，实现生命意义和价值。

4. 做好临终关怀 作为人生的最后一站，临终的进程中很多时候都充斥着痛苦和难受的症状。护理人员应充分发挥协调、沟通的能力，正确做好评估，从生理、心理和社会方面全方位地为老年人和老人家属服务，尽可能使老年人能够无痛、舒适地度过生命的最后时光。

（三）老年保健

1. 定义 在平等享用卫生资源的基础上，充分利用现有人力、物力，以促进和维持老年人健康为目的，发展老年保健事业，使老年人得到基本的医疗、护理、康复、保健等服务。

2. 重点人群 空巢老年人、高龄老年人、独居老年人、丧偶老年人、患病老年人、新出院老年人、精神障碍老年人。

3. 原则 主要包括4个原则：全面性原则、费用分担原则、区域化原则、功能分化原则。

4. 自我保健 健康或罹患某些疾病的老年人，利用自己所掌握的医学知识和科学的养生保健方法、简单易行的康复治疗手段，依靠自己和家庭或周围的力量对身体进行自我观察、诊断、预防、治疗和护理等活动。具体包括以下措施。

（1）自我观察 生命体征、身体各系统功能改变。

（2）自我预防 合理饮食、规律运动、定期体检、心理健康。

（3）自我治疗 治疗和康复。

（4）自我护理 自我保护、自我参与、自我照料、自我调节。

（5）自我急救 掌握常见的急救知识，随身携带急救卡和急救药物，熟知急救电话。

二、康复护理学概述

（一）康复的相关概念

1.康复（rehabilitation） 是指协调地运用各种综合措施，消除或减轻疾病、伤残对个体身心功能和社会适应的影响，提高病、伤、残者的自理能力和生活质量，最终重返社会。现代康复必须遵循全面康复的原则，这不是单纯依靠医学手段就可以实现的，而是要综合采取医学康复、教育康复、职业康复和社会康复4个方向的措施才能使患者得到整体的康复。

2.康复医学（rehabilitation medicine） 是指运用医学技术，对因为伤病导致的功能障碍进行诊治，使患者的功能康复达到最大限度，以提高其生存质量并促进重返社会。康复医学与临床医学有显著的区别：临床医学主要是运用药物、手术等治疗手段治愈疾病，而康复医学是一门跨学科的应用科学，是综合运用各种康复方法恢复患者的功能。

3.康复护理学（rehabilitation nursing） 是护理学的一个分支，也是康复医学的一个重要组成部分，研究有关功能障碍的评定、护理、预防和处理（协助治疗、训练和督导），使患者最大限度地康复，尽早回归家庭和社会。

（二）康复的内容

1.康复对象 狭义的康复对象是指"病者、伤者、残者"；广义的康复对象包括各种原因引起的功能障碍者、老年人群和亚健康状态者。

2.康复评定 是指对病、伤、残者的功能状况及水平进行客观评估，并对结果做出合理解释的过程，也称为功能评定，包括运动功能、感觉功能、神经生理功能、言语功能、吞咽功能、日常生活活动能力、环境评定、就业前评定等。

3.康复治疗 是指根据康复评定所明确的障碍部位和程度，制定出有效的康复治疗方案，包括物理治疗（physical therapy，PT）、作业治疗（occupational therapy，OT）、言语治疗（speech therapy，ST）、文娱治疗（recreational therapy，RT）、中国传统康复疗法（traditional Chinese medicine，TCM）、康复工程（rehabilitation engineering）、职业康复（vocational therapy）等。

4.康复治疗的原则 早期康复、长期维持治疗、主动参与、功能训练、整体康复、团队合作、提高生活质量。

5.康复护理的内容和原则 康复护理的工作以减轻功能障碍为核心，除了相应的基础护理外，还需要配合团队预防患者的继发性功能障碍，协助实施相关的康复治疗，在保障患者安全的情况下鼓励患者主动参与、自我护理，并给以患者足够的心理支持。康复护理的原则可以总结为"早起介入、注重实用、主动参与、整体全面、功能重建"。

三、老年康复护理

老年康复护理（aged rehabilitation nursing）是2014年公布的物理医学与康复名词，主要是指针对老年人生理特点采取的康复护理措施，使其保持良好的自理能力和生活质量。包括预防老年人跌倒，指导老人进行助行器的应用、心肺疾病的预防及康复和治疗、大小便自理的方法、骨关节疼痛的处理等。

（一）老年康复护理的目标

①注重老年人健康的维护，给予老年人健康指导，预防伤残的发生；②给予心理支持，减少或避免精神和心理上的伤害；③促进疾病的痊愈和早期康复；④减少疾病造成的痛苦；⑤提高老年人的自理能力，提高生活质量。

（二）老年康复护理的注意事项

①对老年人的伤残及康复情况进行正确的评估；②预防并发症的发生，防止残疾；③注意老年人的心理健康。

（三）护士在康复中的作用

①病情观察者；②治疗协调者；③护理实施者；④健康教育者；⑤心理护理者。

健康老龄化、积极老龄化离不开老年康复护理的参与。但老年康复护理与其他年龄人群的康复护理还有许多不同，也面临社会公众理解接受程度、老年康复护理专业人才培养、服务体系建设等方面不足的问题，还需要团队紧密合作，不断探索、研究来应对深度老龄化带来的挑战。

【任务检测】

【课堂笔记】

（周裕婧）

模块二　老年人综合能力评估

项目一　老年人躯体能力评估

【学习目标】

知识目标 1.掌握老年人健康史的采集；功能状态评估的内容及常用的评估量表。

2.了解老年人身体评估内容及其生理功能的变化。

能力目标 1.能采取恰当的沟通方式，准确采集老年人健康史。

2.能及时、准确地对老年人进行躯体功能评估。

素养目标 1.具有耐心、细心、责任心，尊重老年人并关注其生理变化。

2.具有良好的沟通意识与能力，善于与老年人及其家属沟通。

3.具有评判性思维，根据老年人情况做出正确的评估结论。

【概述】

老年人由于生理功能的减退、感官功能的缺损以及认知功能的改变，躯体功能健康状况不同于中年人或青年人，信息沟通交流能力下降，因此，护理人员对老年人进行躯体能力评估时，要根据老年人的特点从生理功能和日常生活能力两方面进行。评估内容主要包括健康史、体格检查、功能状态、日常生活活动能力等。沟通中注意正确应用语言性和非语言性的沟通技巧，通过观察、询问及体格检查，获得全面客观的评估资料，准确判断老年人的健康情况和功能状态，为制订全面护理与随访保健计划提供依据，促进老年人身心健康。

【任务情境】

王大爷，68岁，自述间断性咳嗽、咳痰10年，1个月前因受凉而症状加重，伴气促、乏力，尤以夜间为甚，自服药物无缓解后就医。体检闻及双肺湿性啰音。

思考：1.王大爷的健康史采集包括哪些内容？

2.王大爷的躯体健康评估包括哪些内容？

3.怎样为王大爷进行身体体格和功能状态的评估？

【任务分析】

一、健康史评估

（一）健康史采集内容

1.基本情况 包括老年人姓名、性别、出生日期、民族、籍贯、婚姻状况、职业、文化程度、宗教信仰、经济状况、联系方式、生活习惯、对日常生活活动和社会活动的影响等。

2.健康状况

（1）现病史　目前有无急慢性疾病，疾病发生的时间以及主要症状有无加重，治疗护理情况，恢复程度，疾病的严重程度，日常生活活动和社会活动的能力。

（2）既往史　包括既往手术史、外伤史、食物和药物等过敏史，使用药物情况，对日常生活活动和社会活动的能力。

（3）家族史　主要了解老年人直系亲属的健康状况及患病情况、有无遗传性及传染性疾病。

3.老年综合征（geriatric syndrome，GS）　是指老年人由多种疾病或多种原因引起的同一种临床表现或问题症候群。常见的老年综合征包括痴呆、尿失禁、谵妄、跌倒、听力受损、营养不良、肌减少症、衰弱、卧床、步态不平衡和压力性溃疡等。老年综合征的评估可以采用整体评估量表或根据需要采用单个评估量表。

（二）健康史采集技巧

1.建立良好护患关系　以温和亲切的语气，尊重、友善和诚恳的态度向老年人做自我介绍，说明谈话目的，取得老年人配合；询问需要了解的健康内容，并以足够的耐心仔细倾听，适时反馈；沟通中避免与老年人争辩，防止其沉默不语或趋向自卫等。

2.谈话方法　按需要收集资料的内容进行有目的、有层次、有顺序的交谈。说话语速相对要慢，应用合适的提问方式，避免诱导式提问。开放式提问比较笼统，范围较广，通常用于让老年人叙述病史，封闭式提问较为简单直接，老年人回答是或不是，以及年龄、时间、地点等。交谈时，应避免使用令人反感的语气。

3.运用非语言沟通　可握住老年人的手或轻拍老年人肩膀，目光注视对方眼睛，点头认同等，传递对老年人的关心和支持。

4.核实　对含糊不清、存有异议或矛盾的信息加以核实。

5.求助亲属照顾者　如老年人有记忆功能障碍或语言表达功能障碍，可向其亲属或照顾者了解详细情况。

6.借助工具　对思维功能正常但语言表达障碍的老年人，可采用写字或画图等书面形式进行沟通。

二、身体评估

（一）全身状况

1.生命体征

（1）体温　老年人基础体温较成年人低。70岁以上的老年人感染时常无发热的表现，如果午后体温比清晨高1℃以上，应视为发热。

（2）脉搏　老年人测脉搏的时间不应少于30秒，不规律的脉搏应测量1分钟，测量时还应注意脉搏节律的变化。

（3）呼吸　评估时注意呼吸的形态、节律以及有无呼吸困难。老年人正常呼吸频率为16~25次/分，在其他临床症状和体征出现之前，老年人呼吸≥25次/分，可能是下呼吸道感染、充血性心力衰竭或其他病变的信号。

（4）血压 高血压和直立性低血压在老年人中较常见，一般建议老年人平卧10分钟后测量血压，然后直立1、3、5分钟后各测量血压一次，如直立时任何一次收缩压比卧位降低≥20mmHg或舒张压降低≥10mmHg，称为直立性低血压或体位性低血压。

（5）疼痛 与以上4项生命体征有所不同，疼痛不具备客观的评价依据，是护理人员以整体观点，选用合适工具对老年人进行个体化评估得出的综合性判断。疼痛通常被称为第五大生命体征。

2.营养情况 评估老年人活动量、饮食状况和有无饮食限制，测量身高、体重。正常人从50岁开始，身高逐渐缩短，女性平均缩短4.9cm，男性平均缩短2.9cm。由于肌肉和脂肪组织减少，80~90岁的老年人体重明显减轻。

3.意识状态和智力 通过评估老年人对周围环境的认识和对身体所处状况的识别能力，判断有无颅内病变和代谢性疾病。有助于早期诊断阿尔茨海默病。

4.体位和步态 对疾病诊断有一定的帮助，老年人常见异常体位和步态：端坐呼吸的被迫体位、帕金森病的慌张步态、小脑病变的醉酒步态、脑卒中的痉挛步态等。

（二）皮肤

老年人皮肤干燥，弹性减弱有皱褶，评估时应包括皮肤颜色、温度、湿度，有无压力性损伤等皮肤完整性与特殊感觉。常见的皮损有老年色素斑、老年疣、老年性白斑、癌前病变、癌性病变等。40岁以后可常见浅表毛细血管扩张。

（三）头面部与颈部

1.头面部

（1）头发 随着年龄增长，老年人头发变成灰白、变细、变稀，并有脱发。

（2）眼睛及视力 老年人眼窝内脂肪组织减少，眼球凹陷，眼睑下垂，瞳孔直径缩小，反应变慢，色彩区分及暗适应衰退，泪腺分泌减少，易出现眼干。调节远近功能下降，出现老花眼。异常病变可有白内障、眼压增高、青光眼或斑点退化等。

（3）耳及听力 耳廓增大，皮肤干燥无弹性，耳垢干燥。听力减退，常伴耳鸣，对高音量或噪音易产生焦虑情绪。使用助听器老年人检查耳部时，应注意取下助听器。

（4）鼻腔 黏膜萎缩变薄，变得干燥，嗅觉迟钝。

（5）口腔 老年人毛细血管血流减少，口唇失去红色，口腔黏膜及牙龈显苍白；唾液分泌减少，口腔黏膜干燥，味觉减退。老年人牙齿变黄、变黑及不透明，常有缺失和义齿，评估时应注意牙托是否合适，牙龈有无出血肿胀，牙齿是否松动、断裂，是否有久治不愈的黏膜白斑和癌变体征。

2.颈部 评估颈部活动度、静脉充盈度及颈部血管杂音、甲状腺。老年人颈部强直的体征，不仅见于脑膜受刺激，也常见于痴呆、颈部肌肉损伤、脑血管病、颈椎病和帕金森病。

（四）胸部

1.**乳房** 随着年龄增长，女性乳腺组织减少，乳房变平坦，发现肿块要高度重视。男性如有乳房发育，常为体内激素改变或药物副作用导致。

2.**胸、肺部** 视、听、叩诊同成年人体格检查。与老化相关的表现：胸腔前后径增大，尤其是慢性支气管炎者常呈桶状胸；胸廓横径缩小，扩张受限，呼吸音减弱；生理性无效腔增多致叩诊多呈过清音。

3.**心前区** 老年人因驼背或脊柱侧弯，心脏下移，心尖冲动出现在锁骨中线旁，胸廓坚硬，心尖波动幅度减少。听诊第一和第二心音减弱，心室顺应性降低可闻及第四心音。静息时心率变慢。主动脉瓣、二尖瓣钙化、纤维化致关闭不全，听诊时可闻及异常舒张期杂音，并可传播致颈动脉。

（五）腹部

老年人腹部脂肪堆积，常会掩盖一些腹部体征，而消瘦者虽易于触摸和观察有无包块，但因腹壁薄且松弛，腹膜炎时不易产生腹肌紧张。由于肺扩张，膈肌下降，肋缘下可触及肝脏。因膀胱容量减少，很难触诊到充盈的膀胱。听诊时肠鸣音减少。

（六）泌尿生殖器

老年女性雌激素缺乏，外阴发生变化，阴毛稀疏，呈灰色，阴唇皱褶增多，阴蒂变小；阴道变窄变干，易发生外阴瘙痒和炎症；子宫颈变小，子宫及卵巢缩小。男性激素水平降低，外阴改变为阴毛变稀变灰，阴茎、睾丸变小，阴囊无皱褶；随着年龄增长，男性易发生前列腺增生，导致下尿道梗阻，引起排尿困难。

评估时，应注意了解排尿次数、尿量、尿液性状及有无尿潴留、尿失禁等，必要时测量膀胱残余尿量。

（七）脊柱与四肢

老年人肌张力下降，腰脊变平，致颈部和头部前倾，椎间盘退行性病变可使脊柱后凸。由于关节炎及类似损害，行走时步态变小，速度变慢，评估四肢时，应注意各关节及其活动范围，动脉搏动情况，有无疼痛、肿胀、畸形及运动障碍等。如下肢皮肤出现溃疡、坏疽、足冷痛及脚趾循环不良等，常提示下肢动脉供血不足。

（八）神经系统

神经传导速度变慢，对刺激反应延长。可出现记忆力减退、注意力不易集中、反应速度变慢、平衡力下降、动作不协调、睡眠时间缩短等。

三、功能状态评估

1.**日常生活活动能力**(basically activities of daily living，BADL) 指老年人最基本的自理能力，是老年人自我照顾、每天必须完成衣、食、住、行等活动的能力，如翻身、起立、穿脱衣服、吃饭、如厕、洗漱等。使用较多的评估量表是Baethel Index（BI 指数）量表（表 2-1）。

表 2-1　日常生活活动评定表

1.进食：用餐具将食物由容器送到口中、咀嚼、吞咽等过程	10分：可独立进食（在合理的时间内独立进食准备好的食物）
	5分：需部分帮助（进食过程中需要一定帮助，如协助把持餐具）
	0分：需极大帮助或完全依赖他人，或有留置营养管
2.洗澡	5分：准备好洗澡水后，可独立完成洗澡过程
	0分：在洗澡过程中需他人帮助
3.修饰：洗脸、刷牙、梳头、刮脸等	5分：可独立完成
	0分：需他人帮助
4.穿衣：穿脱衣服、系扣、拉拉链、穿脱鞋袜、系鞋带	10分：可独立完成
	5分：需部分帮助（能自己穿脱，但需他人帮助整理衣物、系扣/鞋带、拉拉链）
	0分：需极大帮助或完全依赖他人
5.大便控制	10分：可控制大便
	5分：偶尔失控（每周<1次），或需要他人提示
	0分：完全失控
6.小便控制	10分：可控制小便
	5分：偶尔失控（每天<1次，但每周>1次），或需要他人提示
	0分：完全失控，或留置导尿管
7.如厕：去厕所、解开衣裤、擦净、整理衣裤、冲水	10分：可独立完成
	5分：需部分帮助（需他人搀扶去厕所、需他人帮忙冲水或整理衣裤等）
	0分：需极大帮助或完全依赖他人
8.床—椅转移	15分：可独立完成
	10分：需部分帮助（需他人搀扶或使用拐杖）
	5分：需极大帮助（较大程度上依赖他人搀扶和帮助）
	0分：完全依赖他人
9.平地行走	15分：可独立在平地上行走45m
	10分：需部分帮助（因肢体残疾、平衡能力差、过度衰弱、视力等问题，在一定程度上需他人搀扶，或使用拐杖、助行器等辅助用具）
	5分：需极大帮助（因肢体残疾、平衡能力差、过度衰弱、视力等问题，在较大程度上依赖他人搀扶，或坐在轮椅上自行移动）
	0分：完全依赖他人
10.上下楼梯	10分：可独立上下楼梯（连续上下10~15个台阶）
	5分：需部分帮助（需他人搀扶，或扶着楼梯、使用拐杖等）
	0分：需极大帮助或完全依赖他人

　　该表评分标准：总分为100分。100分表示日常生活活动能力良好，不需要依赖他人；>60分评定为良，表示有轻度功能障碍，但日常基本生活基本自理；60~41分表示有中度功能障碍，日常生活需要一定的帮助；40~21分表示有重度功能障碍，日常生活明显需要依赖他人；<20分为完全残疾，日常生活完全依赖

他人。

2.**工具性日常生活能力**（instrumental activities of daily living，IADL） 是指老年人单独生活进行自我护理活动和参加社会活动的基本能力。包括购物、家庭清洁整理、使用电话、做饭、洗衣、旅游、服药和自理经济等，强调的是老年人的独立生活能力。比较常用的评估量表是Lawton IADL量表（表2-2）。

表2-2　Lawton 工具性日常工作生活能力量表

日常生活活动	项目	分值
1. 您能打电话吗?	无须帮助	3
	需要一些帮助	2
	完全不能打电话	1
2. 您能走一段路吗?	无须帮助	3
	需要一些帮助	2
	完全不能旅行，除非做特别安排	1
3. 您能出去购物吗?	无须帮助	3
	需要一些帮助	2
	完全不能购物	1
4. 您能自己做饭吗?	无须帮助	3
	需要一些帮助	2
	完全不能自己做饭	1
5. 您能自己做家务吗?	无须帮助	3
	需要一些帮助	2
	完全不能自己做家务	1
6. 您能做勤杂工所做的工作吗?	无须帮助	3
	需要一些帮助	2
	完全不能做任何勤杂工所做的工作	1
7. 您能自己洗衣服吗?	无须帮助	3
	需要一些帮助	2
	完全不能自己洗衣服	1
8. 您能自己服药吗?	无须帮助	3
	需要一些帮助	2
	完全不能自己服药	1
9. 您能自己理财吗?	无须帮助	3
	需要一些帮助	2
	完全不能自己理财	1

该表评分标准：总分最高分为27分，分数下降表示日常生活能力退化。第4~7题有性别的特异性，评估者可酌情考虑。

3.高级日常生活能力（advanced activities of daily living，AADL） 反映老年人与生活质量相关的智能能动性和社会角色功能，包括社交、娱乐、职业等，这种能力的缺失比日常生活能力缺失出现早，一旦出现，预示着更严重的功能下降，需及时做出进一步的功能性评估，包括日常生活活动能力和工具性日常生活能力评估。

4.感知觉与沟通评估 《老年人能力评估》（Ability Assessment for Older Adults）行业标准（MZ/T 039—2013）中还需从意识水平、视力、听力、沟通交流水平4个方面对老年人的感知觉和沟通能力评估。

【拓展学习】

老年人能力评估表

【任务检测】

【课堂笔记】

（刘善丽）

项目二　老年人社会健康评估

【学习目标】

知识目标　1.掌握老年人社会健康相关概念。

　　　　　2.熟悉老年人社会健康相关评估工具的使用目的及评分标准。

能力目标　1.能正确使用评估量表完成老年人社会健康相关评估。

　　　　　2.能根据评估结果撰写老年社会健康评估报告。

素养目标　1.尊重老年人，懂得保护评估对象的隐私权。

　　　　　2.具有良好的协调、沟通意识与能力，善于与老年人及其家属沟通。

【概述】

WHO关于"健康"的经典定义——"健康是身体、心理和社会功能的完美状态"，强调了社会适应水平对于健康的重要性。老年人在出现生理机能衰退或疾病的同时，可能出现由此带来的心理变化，也面临许多社会问题，影响其幸福生活。在老年综合评估里，老年社会健康功能评估十分重要，它能帮助了解老年人的社会资源和功能，明确老年人的保健需求，以便正确指导老年人参与社会活动。

【任务情境】

李奶奶，72岁，中学退休教师。2年前，因为中风导致左侧肢体偏瘫，活动不灵，说话有些困难，自理能力较差。李奶奶的子女均在外地，平时工作忙，假期才能回家，现主要由她75岁的老伴陈爷爷在护理，为她准备所有餐饭，协助她穿衣、洗澡等。因老式居民楼未安装电梯，李奶奶外出的机会很少，一般只有等子女回家才能开车带她出去走走。他们的退休金基本能满足需要，也有政府的医疗保险，可以维持舒适但不奢侈的生活方式。夫妇俩看起来营养没问题，没有明显迹象显示李奶奶有受虐待或被疏于照顾的情况。但是，这并不是长久之计，陈爷爷自己也有糖尿病，照顾妻子总是让他紧张不安，血糖控制也太不好。

思考：李奶奶一家人的社会功能现状如何？

任务一　社会参与与社会支持评估

【任务分析】

一、社会参与和社会支持的概念

（一）社会参与

社会参与（social involvement）是指公众介入或关心各种社会活动和事务，并通过积极参与发挥个人作用、实现价值。

WHO在《关于老龄化与健康的全球报告》中将积极老龄化定义为"为提高老年人的生活质量，尽可能优化其健康、社会参与和保障机会的过程"。国务院在2016年印发的《国家人口发展规划（2016—2030年）》和2021年印发的《"十四五"国家老龄事业发展和养老体系建设规划》中，也分别提出要"鼓励老年人积极参与家庭发展、互助养老、社区治理、社会公益等活动，继续发挥余热并实现个人价值""把积极老龄观、健康老龄化理念融入经济社会发展全过程。鼓励老年人积极面对老年生活，在经济社会发展中充分发挥作用"。推动老年人的社会参与已逐渐成为我国推进积极老龄化、开发老年人力资源的重要战略决策。

（二）社会支持

社会支持（social support）是指来自家庭、亲友和社会各方面（同事和社区等）的精神上和物质上的帮助和服务，甚至是情绪上的支持、信息与新的社会接触，即个体体验到在生活、工作、学习中被理解、被支持、被尊重的情感体验和满意程度。以往研究发现，良好的社会支持对老年人身心健康状况有显著的正向影响，老年人如果有比较密切的社会关系，则可有效降低抑郁症的发生率。

二、社会参与和社会支持的评估方法

（一）社会参与评估

1.常用社会参与功能评估问卷 评估时常问的主要有以下问题：您参与社会活动的原因是出于自我意识还是其他原因？闲暇之余主要参与哪些社会活动？有没有因为一些身体或者心理的疾病导致无法参与社会活动？有没有因为家庭或者社区环境而影响自己的社会参与能力？近期您是否参加过社区治安巡逻活动/环境卫生保护活动/需要专业技术的志愿服务（如义诊）？是否参加过本地居民委员会/村民委员会的投票选举？目前是否从事有收入的工作/活动？近期您是否参加过照料其他人（如帮助购物、起居照料等）/调解纠纷/陪同聊天/帮助照看其他人家的小孩/帮子女做家务的活动？

2.社会参与评估量表 《老年人能力评估》（*Ability Assessment for Older Adults*）行业标准（MZ/T 039—2013）中，对社会参与定义为个体与周围人群和环境的联系与交流的能力，包括生活能力、工作能力、时间/空间定向、人物定向、社会交往能力。

（二）社会支持评估

1.领悟社会支持量表（perceived social support scale，PSSS） 领悟社会支持是指个体能够感知到来自家庭、朋友和其他人的支持，是一种强调个体自我理解和感受的社会支持。具体评估内容及评分标准见表2-3。

表2-3 领悟社会支持量表（PSSS）

评分标准：①极不同意；②很不同意；③稍不同意；④中立；⑤稍同意；⑥很同意；⑦极同意。统计各项计分，选1计1分，选3计3分。		
项目	**选择**	**得分**
1.在我遇到问题时有些人（领导、亲戚、同事）会出现在我的身旁	①②③④⑤⑥⑦	

续表

项目	选择	得分
2.我能够与有些人（领导、亲戚、同事）共享快乐与忧伤	①②③④⑤⑥⑦	
3.我的家庭能够切实具体地给我帮助	①②③④⑤⑥⑦	
4.在需要时我能够从家庭获得感情上的帮助和支持	①②③④⑤⑥⑦	
5.当我有困难时有些人（领导、亲戚、同事）是安慰我的真正源泉	①②③④⑤⑥⑦	
6.我的朋友们能真正地帮助我	①②③④⑤⑥⑦	
7.在发生困难时我可以依靠我的朋友们	①②③④⑤⑥⑦	
8.我能与自己的家庭谈论我的难题	①②③④⑤⑥⑦	
9.我的朋友们能与我分享快乐与忧伤	①②③④⑤⑥⑦	
10.在我的生活中有些人（领导、亲戚、同事）关心着我的感情	①②③④⑤⑥⑦	
11.我的家庭能心甘情愿地协助我做出各种决定	①②③④⑤⑥⑦	
12.我能与朋友们讨论自己的难题	①②③④⑤⑥⑦	

注：本量表适合于18周岁以上的成年人，分数越高，个体领悟社会支持程度越高。

2.人际关系圈评估社会支持系统　其目的是协助老年人找出在其生命中担任重要角色的家人或朋友。以老年人为中心，画出多层同心圈，在最近中心的同心圈，请老年人写下生命中最重要的人的名字，如至亲的家人和至亲的朋友；在第二、三层同心圈，则请老年人写下关系较为疏远的人物。然后再请老年人指出多久才会与上述每位人士见面或倾谈。人际关系圈评估能以图像显示老年人重要人际关系的疏密，也能补充老年人所口述的关于人际交往接触程度的不足，以及找出能够为老年人提供实质和情绪支援，经济、家务和杂务上的帮助的人，能帮助我们了解现存哪些支援服务可供老年人使用，又需要额外拓展哪些服务。

3. Lubben社会网络量表（Lubben social network scale，LSNS-6）简化版　美国波士顿大学社会研究学者Lubben认为社会网络是指个体与其家庭成员、亲戚、朋友等互动成员间的相互关系，其制定的社会网络量表简化版LSNS-6包含6个条目（家庭网络3个条目、朋友网络3个条目），每个条目有5个选项，计分为0～5分，总分为0～30分，分数越高表示社会网络水平越好，＜12分为社会网络不足，也称为社交孤立。具体评估内容及评分标准见表2-4。

表2-4　Lubben社会网络量表（LSNS-6）简化版

家庭：请对于与您有血缘、婚姻或收养关系的家庭人员做出回答。
1.你有多少个亲戚每个月至少同你来往一次？ 　0=无　1=1个　2=2个　3=3～4个　4=5～8个　5=9个或以上
2.你有多少个可以让你很放心地讨论私人事情的亲戚？ 　0=无　1=1个　2=2个　3=3～4个　4=5～8个　5=9个或以上
3.你有多少个亲戚让你觉得关系很好并可以找他们帮忙？ 　0=无　1=1个　2=2个　3=3～4个　4=5～8个　5=9个或以上
朋友：请对于您的朋友做出回答。

续表

4.你有多少个朋友每个月至少会同你来往一次？ 0=无　1=1个　2=2个　3=3～4个　4=5～8个　5=9个或以上	
5.你有多少个可以让你很放心地讨论私人事情的朋友？ 0=无　1=1个　2=2个　3=3～4个　4=5～8个　5=9个或以上	
6.你有多少个朋友让你觉得关系很好并可以找他们帮忙？ 0=无　1=1个　2=2个　3=3～4个　4=5～8个　5=9个或以上	

4.社会支持评定量表（social support rating scale，SSRS） 社会支持评定量表是肖水源等根据我国实际情况编制的（表2-5）。该量表以社会支持与身心健康的关系为理论指导，测量个体社会关系，包含3个维度（客观支持、主观支持、对支持的利用度）共10个条目。得分越高，提示社会支持程度越好。

表2-5　社会支持评定量表（SSRS）

项目	评估选项	评分标准			
1.您有多少关系密切，可以得到支持和帮助的朋友?(只选一项)	①一个也没有 ②1～2个 ③3～5个 ④6个或6个以上	1 2 3 4			
2.近一年来您：(只选一项)	①远离家人，且独居一室 ②住处经常变动，多数时间和陌生人住在一起 ③和同学、同事或朋友住在一起 ④和家人住在一起	1 2 3 4			
3.您与邻居：(只选一项)	①相互之间从不关心，只是点头之交 ②遇到困难可能稍微关心 ③有些邻居都很关心您 ④大多数邻居都很关心您	1 2 3 4			
4.您与同事：(只选一项)	①相互之间从不关心，只是点头之交 ②遇到困难可能稍微关心 ③有些同事很关心您 ④大多数同事都很关心您	1 2 3 4			
5.从家庭成员得到的支持和照顾：(在合适的框内划"√")	1无；2极少；3一般；4全力支持				
	A.夫妻(恋人)	1	2	3	4
	B.父母	1	2	3	4
	C.儿女	1	2	3	4
	D.兄弟姐妹	1	2	3	4
	E.其他成员(如嫂子)	1	2	3	4
6.过去，在您遇到急难情况时，曾经得到的经济支持和解决实际问题的帮助的来源有：	（1）无任何来源	0			
	（2）下列来源（可选多项）：A.配偶；B.其他家人；C.朋友；D.亲戚；E.同事；F.工作单位；G.党团工会等官方或半官方组织；H.宗教、社会团体等非官方组织；I.其他（请列出）	有几个来源就计几分			
7.过去，在您遇到急难情况时，曾经得到的安慰和关心的来源有：	（1）无任何来源	0			
	（2）下列来源：（可选多项）：A.配偶；B.其他家人；C.朋友；D.亲戚；E.同事；F.工作单位；G.工会等官方或半官方组织；H.宗教、社会团体等非官方组织；I.其他（请列出）	有几个来源就计几分			

续表

项目	评估选项	评分标准
8.您遇到烦恼时的倾诉方式：（只选一项）	①从不向任何人诉述 ②只向关系极为密切的1~2个人诉述 ③如果朋友主动询问您会说出来 ④主动诉述自己的烦恼，以获得支持和理解	1 2 3 4
9.您遇到烦恼时的求助方式：（只选一项）	①只靠自己，不接受别人帮助 ②很少请求别人帮助 ③有时请求别人帮助 ④有困难时经常向家人、亲友、组织求援	1 2 3 4
10.对于团体（如工会、学生会等）组织活动，您：（只选一项）	①从不参加 ②偶尔参加 ③经常参加 ④主动参加并积极活动	1 2 3 4

注：总分=10个条目计分之和。其中，客观支持分=2，6，7条目评分之和；主观支持分=1，3，4，5条目评分之和；对支持的利用度=8，9，10条目评分之和。一般认为：10~20分，获得的社会支持较少；20~30分，具有一般的社会支持度；30~40分具有满意的社会支持度。

任务二 老年文化与经济状况评估

【任务分析】

一、老年文化评估

广义的文化（culture）是指一个社会及其成员所特有的物质、精神财富的总和，即人们为适应社会环境和物质环境而共有的行为和价值模式。狭义的文化主要指精神文化，包括习俗、道德规范、宗教信仰、知识和信念等。

（一）老年文化评估的目的

文化与社会发展息息相关，它对个体的健康也会产生双面的影响。在对老年人开展综合评估时，不能忽略文化带来的影响，应考虑老年人的文化背景和社会差异等。通过文化评估分析老年人在健康观念、求医方法中的差异性，例如是否存在不良的生活、饮食习惯等，以制定出符合老年人文化背景的有效措施。

（二）老年文化评估的内容与方法

老年文化评估的内容主要包括价值观、信仰、信念和风俗习惯。

1.价值观 是基于人们一定的思维感官而做出的认知、理解、判断等，也就是人们看待事物、辨别是非的一种思维，从而体现出人、事、物的价值或作用。不同的文化会存在不同的价值观，这与个体的健康行为通常是一致的，例如以胖为美的风俗，会导致该地区高血压、糖尿病等的患病率升高。常用的评估问题：您认为自己现在是健康的吗？您认为自己是如何患病的？您对自己所患病有哪些认识？您的生活因为疾病受到影响了吗？

2.信仰 是指对某种思想、主张、主义、宗教对某人某物的信奉和尊敬，并把它奉为自己的行为准则。有研究表明，信仰对降低老年人抑郁有重要的作用，但若过分信仰可能会丧失理智。常用的评估问题：宗教信仰对您来说有多重要？您是否因宗教信仰而拒绝某种食物？您经常参加的宗教活动有哪些？您是否有因为宗教信仰而禁止做的事？您的宗教信仰使您在住院期间有无特殊要求？

3.信念 是人们在一定的认识基础上对自己的某种思想或事物，坚定不移的观念和真诚信服与坚决执行的态度。常用的评估问题：对您来说健康是什么？不健康又是什么？您对这种病带来的困扰主要是什么？您希望通过这些治疗达到哪些效果？

4.风俗习惯 是特定社会文化区域内历代人们共同遵守的行为模式或规范，包括民族风俗、节日习俗、传统礼仪等。风俗习惯对健康有积极的也有消极的一面。评估老年人风俗习惯时，应注意了解不同文化区域的风俗习惯与健康的关系，如饮食习惯、沟通方式、礼节、家庭习惯等。常用的评估问题：您平时常吃的食物有哪些？主食、喜欢的食物又有哪些？有哪些食物禁忌？您认为哪些食物对健康有益，哪些有害呢？您本土的语言是什么，有方言吗？您能否听懂或者使用普通话？

二、老年经济状况评估

目前我国老年人经济支持主要来源于退休金、养老保险、家人贴补、政府援助等，老年人的经济状况将影响衣食住行、娱乐、治病就医等方面的社会行为，直接影响其物质和精神生活。通过老年经济状况评估，可帮助了解老年人的收入是否能满足需要。但是，对老年人来说，经济状况是个非常敏感的话题，在评估时应注意方式方法，可以通过一些间接问题引出话题，如您主要做过哪些工作？您的财产和经济来源能否满足紧急情况下的支配？家里有多少人需要使用这些钱？您是否担心钱不够日常开销？您有没有因为不够支付而推迟对食品、药品的购买？您认为自己需要外界援助吗？

任务三　老年受虐与老年歧视评估

【任务分析】

一、老年受虐评估

老年人受虐（elder mistreatment，EM）是指在任何本应相互信任的关系中，受到生理、精神以及其他形式的伤害或者痛苦的单次或重复行为，导致老年人福祉或安全受损。

根据WHO的报告，大约有1/6的60岁以上老年人在社区环境中遭受了某种形式的虐待；在护养院和长期护理中心等机构中，老年人遭受虐待的比率很高，2/3的员工称他们在过去一年中曾虐待过老年人。这是一个全球性的社会问题，影响着全世界老年人的健康与人权。通过老年受虐的评估可帮助有效制定防范策略，推动社会对老年人权利保障的关注与保护。

（一）老年受虐的主要形式与风险因素

老年受虐的形式主要包括身体虐待、心理或精神虐待、怠慢与疏忽、性虐待、经济虐待和被遗弃等。不良的家庭关系、老年人不能适应家庭结构的转变、亲友或照顾者的自身情况出现问题、老年人过于依赖别人、照顾者的压力、老年人社交网络薄弱等因素都可能增加老年受虐的风险。

（二）常用评估工具

1.老年人受虐风险评估表 该表适用于临床环境，由医护人员完成，主要用于识别处于虐待危险中的个人，以便做出进一步的评估。包括7个项目共41个条目，其优点是能快速评估能力，12～15分钟能够完成，提高筛检的敏感性。具体评估内容见表2-6。

表2-6 老年人受虐风险评估表

项目	受虐表征条目
1.总体	衣服、个人卫生、居住环境卫生、营养、情绪等总体情况不佳
2.身体虐待	皮肤有割伤、瘀伤、扭伤、烫伤；骨折；有不能解释的伤患；经常因以上伤患而求诊；亲身诉说身体受虐待
3.精神虐待	不信任别人；羞耻、胆怯或自卑感；抑郁；出现恐惧、紧张和退缩；表现得愤怒和容易激动；食欲减退；有滥用药或酗酒情况；亲身诉说精神受虐待
4.怠慢与疏忽	长期蜷缩而导致变形、痔疮、缺水、忧郁/感到无助；经常吐泻、营养不良；衣服不足保暖、衣服不足替换；身上有虱、身上有异味、个人卫生差；经常跌倒；服药过度/不足；身体被排泄物污染；居住环境不安全；四周游荡和亲身诉说被疏忽照顾
5.性虐待	性征部位或口部有创伤（如流血或感染）；感染性病；内衣裤被撕裂或染有血迹；害怕如厕、洗澡或更衣；坐立有困难；害怕与别人的身体接触；害怕、紧张和感到羞耻；亲身诉说被性虐待
6.经济虐待	银行户口有不正常的活动；支票或提款单上的签名与老年人本身的不同；银行账单从未交给老年人；经济充裕但仍缺乏很多基本设施；投诉经常遗失贵重物件；最佳利益没有被顾及；亲身诉说经济受虐待
7.被遗弃	不知家人的去向和联络方式；照顾者没有为老年人提供照顾或安排其他照顾方法；亲身诉说被遗弃

注：各项评估的变量为是，否，不肯定，不能取得有关资料。

2.照顾者虐待老年人评估量表（caregiver abuse screen，CASE） 包含8个条目来检测身体、心理虐待，以及财物剥夺或疏忽等，专门用于评估老年人照顾者是否存在虐待倾向。具体评估内容及标准见表2-7。

表2-7 照顾者虐待老年人评估量表（CASE）

项目	是（1）	否（0）
1.你有时会觉得管理（他/她）的脾气有困难吗？	1	0
2.你认为处理被照顾者的行为（如攻击行为、精神行为）有困难吗？	1	0
3.你有时会感觉自己必须以粗鲁的言行来对待（他/她）吗？	1	0
4.你有时会觉得被迫扮演某些角色，做让自己觉得不舒服的事吗？	1	0
5.你有时会感觉你不能做（他/她）真正需要的事情或应该要做的事吗？	1	0

续表

项目	是（1）	否（0）
6.你会经常感到你必须拒绝或不理睬（他/她）吗？	1	0
7.你会经常感觉很疲倦和体力不支，而不能满足（他/她）的照顾需求吗？	1	0
8.你会经常感到不得不对（他/她）大声叫嚷吗？	1	0

注：各项目得分相加等于总得分，得分范围在0~8分。得分在2分及以下者无虐待危险行为，3分及以上者存在虐待倾向，得分越高表明虐待危险越大。

二、老年歧视评估

歧视（discrimination）是指根据阶层或者群体而不是根据个人的特长或优势加以区别对待和考虑，也就是不公平的对待或持有固定的偏见所产生的消极后果。主要包括年龄歧视、性别歧视、种族歧视等。老年歧视是诱发老年人心理问题的重要因素，可能导致老年人产生过激的心理或行为反映，降低老年人社会适应能力、自尊与主观幸福感。老年人受到的年龄歧视程度越严重，其生活质量和社会支持水平越低。老年歧视的常用测量工具有以下几种。

1.老年歧视量表（fraboni scale of ageism，FSA） 是由Fraboni、Saltstone和Hughes在1990年编制，用于评估被试者老年歧视的认知状态。量表共包含29个项目，由3个维度组成：仇恨言论、回避和歧视。使用李克特5点评分，得分越高，表明老年歧视越严重。该量表之后由Rupp等人于2006年修订，修订后的量表可以评估个体老年歧视的认知和情感两个方面，项目删减为23个项目，评分方法不变，具体评估内容见表2-8。

表2-8 老年歧视量表（FSA）

引导语：下面给出的句子都是描述在现实生活中每个人可能会有的感觉。在你的生活中，你自己的一般体验与每个句子描述的情况有多大相似的地方？请在下面的每个句子右边的评价值一栏中，在最适合的数值上打"√"，1表示非常不同意，5表示非常同意。

项目			得分		
1.青少年的自杀比老年人的自杀更让人感到悲伤。	1	2	3	4	5
2.老年人最好住在不会打扰到别人的地方。	1	2	3	4	5
3.就我个人而言，我不想花费太多时间与老年人在一起。	1	2	3	4	5
4.老年人通常比较抠门，他们喜欢囤积钱财。	1	2	3	4	5
5.老年人大多喜欢与认识多年的老朋友相处，而对认识新朋友不感兴趣。	1	2	3	4	5
6.我并不喜欢老年人试图和我聊天。	1	2	3	4	5
7.老年人通常沉浸在过去的回忆里不愿意走出来。	1	2	3	4	5
8.大多数老年人的陪伴是令人愉快的。	1	2	3	4	5
9.大部分老年人是有趣的、独立的。	1	2	3	4	5
10.即便被邀请，我也不愿去参加老年人的聚会和活动。	1	2	3	4	5
11.老年人应该找同龄人做朋友。	1	2	3	4	5
12.老年人在年轻人的聚会中也应该受到欢迎。	1	2	3	4	5

续表

项目	得分				
13.在照顾婴儿这件事上，大多数老年人让人不放心。	1	2	3	4	5
14.许多老年人与他们的同龄人待在一起时最开心。	1	2	3	4	5
15.待在老年人身边感到郁闷，这可能是年轻人共同的感受。	1	2	3	4	5
16.我们应该鼓励老年人勇于表达他们的观点。	1	2	3	4	5
17.老年人实际上不需要用到我们社区的体育设施。	1	2	3	4	5
18.人们通常认为，大多数老年人的个人卫生习惯较差。	1	2	3	4	5
19.当我看到老年人的时候，有时我会避免与他们有目光接触。	1	2	3	4	5
20.大多数老年人都比较烦人，因为他们总是一遍遍地讲述相同的故事。	1	2	3	4	5
21.老年人比其他人更容易抱怨。	1	2	3	4	5
22.大多数老年人的谈话索然无趣。	1	2	3	4	5
23.每每听说当今社会上老年人遇到的种种困境，都令人感到悲哀。	1	2	3	4	5

2.其他老年歧视相关量表　随着学者对老年歧视领域研究的不断深入，目前还发展出以下几种较为常用的测量个体老年歧视态度的量表，如Kogan老年态度量表（Kogan attitudes toward old people scale，KAOP）、老化知识量表（the facts on aging quizzes，FAQ）、年龄歧视感量表（perceptions of age discrimination）等，可根据实际需要，选择最适合的测量工具。

任务四　老年环境评估

【任务分析】

老年人的健康与其所生存的周围环境有着密切联系，尤其是现今随着老龄化社会的发展，独居老年人也随之增多，环境引发其健康问题的风险也增加了。通过对老年环境进行评估，就是更好地去除影响老年人生活行为的不良物理因素和社会因素，创造能补偿机体功能缺损或衰退的有利因素，提高老年人独立生活能力和生活质量。老年环境评估主要包括物理环境评估和社会环境评估。

一、老年物理环境评估

（一）物理环境的定义

狭义上的物理环境是指老年人周围的设施、建筑物等物质系统，广义上的是指人类生存发展的社会与物质条件的总和，是一切存在于机体外环境物理因素的总和。

（二）物理环境评估的主要内容及方法

老年物理环境评估主要包括居室生活环境、室外环境、公共建筑环境评估等，其中非常重要的是环境安全评估。

1.老年居家环境安全评估要素　见表2-9。

表 2-9 老年居家环境安全评估要素

处所	内容	评估要素
一般居室	光线	是否充足
	通风	是否良好
	温度	是否适宜
	地面	是否平整、干燥、防滑、无障碍物
	地毯	是否平整、不滑动
	家具	放置是否稳固、固定有序，有无阻碍通道，拐角是否圆滑
	床	高度是否在老年人膝盖下、与其小腿长基本相等
	电线	安置是否妥当、方便、远离火源、热源
	取暖设备	设置是否妥善
	电话	紧急电话号码是否易见、易取
	应急灯	应急灯或铃是否正常
厨房	地板	有无防滑措施
	燃气	"开""关"的按钮标志是否醒目
浴室	浴室门	门锁是否内外均可打开
	地板	有无防滑措施
	便器	高低是否合适，有无设扶手
	浴盆	高度、长度是否合适，盆底是否垫有防滑胶毡
楼梯	光线	是否充足
	台阶	是否平整无破损，高度、深度、宽度是否合适，台阶之间色彩差异是否明显
	扶手	有无扶手，扶手是否牢固

2.居家室内生活环境评估

（1）老年人居室方位评估　一般以朝南的房间为佳，冬暖夏凉，对健康有利。

（2）老年人居室条件评估　一般根据老年人的需要，选择既能和家庭成员相处，又有相对独立的空间为宜。如果住房条件差，可将房间隔开或用布帘、屏风隔开，并做适当布置，尽可能使老年人感到舒适。

（3）老年人居室温、湿度评估　由于老年人一般血液循环较差，新陈代谢慢，既不耐热又不抗寒，因此居室的温度既不能太冷，也不能太热，一般控制在22～26℃为宜，冬天最好在15℃以上，夏天在30℃以下。按照我国室内空气标准，夏季室内湿度以40%～80%为宜，冬季应控制在30%～60%。老年人和小孩适合的室内湿度为45%～50%，患哮喘等呼吸系统疾病老年人适宜的室内湿度在40%～50%之间。我国南方空气湿度较大，可定期开启空调除湿功能；雨天室外湿气重，应减少开窗通风时间；天气晴好时，可多开窗通风、散除湿气；衣柜、橱柜中可放一些吸湿盒或者干燥剂；避免在卧室养鱼和各种植物。

（4）老年人居室噪声评估　噪声刺激听觉，人在接触短暂的强噪声或长期反复的噪声刺激下，会出现听力下降并伴耳鸣和眩晕等症状，严重者还可出现幻听及神经衰弱。90分贝以上的严重噪声会引起耳膜疼痛，甚至耳聋。应经常检修室内门窗、家具合页等，桌椅腿脚安装软垫等，避免产生噪声。

（5）老年人居室装饰评估　老年人的房间可适当装饰，选择稍偏暖色的墙壁和明快色彩的家具环境，点缀一些装饰品，或者绿植、花卉等，可增强生活气息、协调色彩，营造一个恬静、柔和的环境。

3.室外环境评估　老年人室外环境主要包括气候条件是否恶劣，有没有人声嘈杂、混乱，建筑物内是否拥挤、是否存在难以识别的路线，是否有容易引发情绪激动、紧张的风险场所，避免老年人在相关环境下出现情绪不安、烦躁。

4.公共建筑评估　公共建筑物内主要评估无障碍设施规划和应用是否合理有效。无障碍（barrier free），是指在发展过程中没有阻碍，活动能够顺利进行。无障碍设施是指为了保障残疾人、老年人、儿童及其他行动不便者在居住、出行、工作、休闲娱乐和参加其他社会活动时，能够自主、安全、方便地通行和使用所建设的物质环境。评估的主要内容见表2-10。

表2-10　公共建筑物无障碍设施评估表

公共建筑物无障碍设施	评估
1.城市道路是否方便老弱病残通行？	A.是　B.一般　C.否
2.居民区的规划设计是否方便老弱病残的通行和使用？	A.是　B.一般　C.否
3.在出入口、电梯口、厕所等是否有无障碍设施可供使用？	A.是　B.一般　C.否
4.公共传媒是否能够无障碍获得信息？	A.是　B.一般　C.否
5.对无障碍公共设施的维护如何？	A.是　B.一般　C.否
6.报刊、图书及电视节目对无障碍的普及程度如何？	A.是　B.一般　C.否

二、老年社会环境评估

（一）社会环境的定义

社会环境包括文化、法律、人际关系、社会支持、经济、教育、生活方式、家庭和社区等诸多方面，这些与老年人的健康有着密切联系。

（二）社会环境评估的主要内容及方法

1.家庭评估　家庭是社会的基本构成单位，是基于婚姻、血缘或收养关系而形成的社会共同体。家是个体生活的主要场所，家庭功能健全与否、家庭关系是否融洽，关系着每个人的身心健康。

家庭评估的内容主要包括家庭成员的基本资料、家庭类型和结构、家庭成员之间的关系和角色作用，家庭经济、功能、压力、生活方式等。评估的方式有观察、问询和问卷评估，了解家庭居住条件、衣着、饮食、家庭氛围、亲密程度等，也可以和老年人交谈老伴儿情况、子女情况及其之间的关系、生活来源等。

（1）APGAR家庭功能评估量表　包括适应度A（adaptation）、合作度P（partnership）、成长度G（growth）、情感度A（affection）和亲密度R（resolve）5个维度的评估。具体评估内容及标准见表2-11。

表 2-11 APGAR 家庭功能评估量表

维度	评估内容	经常这样（2分）	有时这样（1分）	几乎很少（0分）
适应度	1.当我遭遇困难时，可以从家人处得到满意的帮助 补充说明：			
合作度	2.我很满意家人与我讨论各种事情以及分担问题的方式 补充说明：			
成熟度	3.当我希望从事新的活动或发展时，家人都能接受且给予支持 补充说明：			
情感度	4.我很满意家人对我表达情感的方式以及对我的情绪（愤怒、悲伤、爱）的反应 补充说明：			
亲密度	5.我很满意家人与我共度时光的方式 补充说明：			

注：总分为7~10分，表示家庭功能良好；4~6分，表示家庭功能中度障碍；0~3分，表示家庭功能严重障碍。

（2）家庭环境量表中文版（FES-CV） 在很多西方国家，FES已广泛应用于描述不同类型正常家庭的特征和危机状态下的家庭状况，评价家庭干预下的家庭环境变化，以及对家庭环境与家庭生活的其他方面进行比较。

2.社区环境评估 主要评估老年人社区环境中有无严重污染物，各种配套设施、无障碍设施是否完善、安全、便利，老年人外出活动有无各种不安全因素，社区内是否有提供医疗保健服务、家政服务以及养老服务的社区机构，是否人声嘈杂，是否有容易迷失的道路环境等。

3.社会支持评估 具体内容参考本项目任务一。

老年人社会健康评估内容丰富，目前我国尚无统一的评估内容与分级标准，评估员需通过反复的实践，综合选择适当的评估方法与技巧，以更好地了解老年人社会健康情况。

【拓展学习】

家庭环境评估量表

【课堂笔记】

【任务检测】

（周裕婧）

项目三　老年人精神心理评估

知识目标　1.掌握老年精神心理评估的内容及方法。
　　　　　　2.了解老年人精神症状评估的意义。

能力目标　能正确为老年人开展心理评估。

素养目标　1.具有高度的责任心，在进行心理评估时能关爱、体谅老年人。
　　　　　　2.具有良好的协调、沟通意识与能力，善于与老年人及其家
　　　　　　　属沟通。

【概述】

老年人的心理健康问题不仅是心理学研究的重要内容，更是一个严峻的社会问题。当人逐渐步入老年后，身体功能发生退行性变化，加之社会生活环境的改变、生活事件的刺激等，如老伴离世、自身疾病、社会地位改变、经济地位下降等，容易使老年人出现一些较为特殊的心理活动，可能使老年人产生心理问题。因此，重视老年人心理健康，掌握老年人心理活动特点及影响因素，对老年人及时、正确地进行心理健康评估，以便有针对性地对老年人开展心理健康指导与治疗工作。

【任务情境】

王爷爷，78岁，妻子已经过世，爷爷身体尚好，生活能够自理。他有两个儿子，一个女儿，都已经结婚成家，并和王爷爷分开居住。由于工作的原因，子女都很少有时间来看望王爷爷，所以三个孩子一起为王爷爷雇了一位钟点工，每天为王爷爷做饭、打扫卫生。王爷爷最近被诊断出患有脑萎缩，现在处于病情发展的初期。医生说只要按时服药，坚持锻炼，就能够控制病情的进一步发展。但是，王爷爷在知道自己患病之后表现得很抑郁，多次表示自己活得没有意思，与其以后变得痴呆，还不如现在死了算了。

思考：1.王爷爷可能出现了什么问题？
　　　2.如何对王爷爷开展心理评估？

【任务分析】

老年心理评估是指依据心理学的原理及方法对老年人进行资料的收集，从而对老年人的心理特征与行为表现进行评鉴，以确定其性质和水平进行分类诊断的过程。老年人心理评估既可以采用标准化的方法，如各种心理测验；也可以采用非标准化的方法，如观察法、访谈法等。老年人的心理健康评估主要从认知、情感及人格等方面进行评估。

一、认知状态的评估

（一）评估内容

认知是个体推测和判断客观事物的过程，是个人完成各种活动所需的基本能力，反映个体的思维活动，不同年龄阶段的老年人均会不同程度地伴有认知功能障碍，因此，认知能力是老年人心理健康评估的重要内容之一，对老年人的生活质量起着重要的影响作用。

认知涉及个体的学习、记忆、语言、思维、精神、情感等一系列心理活动和社会行为。因此，对老年人认知状态的评估包括感知觉、注意力、记忆力、思维、语言、定向力、智能等多方面的内容。

（二）评估方法

对老年人认知状态的评估可以通过观察法、访谈法和量表测验法进行评定。下面介绍临床上常用的几种评定量表，包括简易智力状态检查、简短操作智力状态问卷。

简易智力状态检查表（mini-mental state examination，MMSE）是由 Folstein 于1975年编制的最具影响力的认知缺损筛选工具之一，适合于社区老年人群调查，见表2-12。

表 2-12　简易精神状态检查量表（MMSE）

评估内容	错误（0）	正确（1）	得分
现在我要问您一些问题，多数都很简单，请您认真回答。			
1.请问今年的年份？	0	1	
2.请问现在是什么季节？	0	1	
3.请问现在是几月？	0	1	
4.请问现在是几号？	0	1	
5.请问现在是星期几？	0	1	
6.您能告诉我，现在我们在哪里？	0	1	
7.您住在什么区（县）？	0	1	
8.您住在什么街道？	0	1	
9.我们现在在哪一层？	0	1	
10.这里是什么地方？	0	1	
11.现在我要说三种物品的名称，在我讲完之后，请您复述一遍。"皮球""国旗""树木"，请您把这三种物品说一遍（回答出的词语正确即可，顺序不要求）。			
皮球	0	1	
国旗	0	1	
树木	0	1	
12.现在请您从100减去7，然后将所得得数再减去7，如此一直计算，把每个答案告诉我，直到我说停为止（若错了，但以下答案都是对的，只记一次错误）。			
93	0	1	

续表

评估内容	错误（0）	正确（1）	得分
86	0	1	
79	0	1	
72	0	1	
65	0	1	
停止			
13.现在请您说出刚才我让您记住的是哪三种东西。			
皮球	0	1	
国旗	0	1	
树木	0	1	
14.请问这是什么？（评估者手指着手表）			
手表	0	1	
请问这是什么？（评估者手指着铅笔）			
铅笔	0	1	
15.现在我说一句话，请您清楚地复述一遍。（只能说一遍，咬字清楚的记一分）			
四十四只是狮子			
16.请照卡片上的要求做。（评估者把写着"请闭上您的眼睛"大字的卡片交给评估者）			
闭眼睛			
17.请您用右手拿这张纸，再用双手把纸对折，然后将纸放到您的大腿上。			
用右手拿纸			
将纸对折			
放在大腿上			
18.请您说一句完整的、有意义的句子（句子需要有主语、动词）。（如被评估者为文盲，该项评为0分）			
句子合乎标准			

19.照着这张图把它画下来

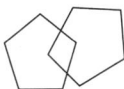

（1）量表条目及内容　MMSE共19个项目30小项。项目1～5是时间定向；项目6～10为地点定向；项目11包括3小项，为语言即刻记忆；项目12包括五小项，检查注意力和计算能力；项目13包括3小项，检查短程记忆；项目14分2小项，为物体命名；项目15为语言复述；项目16为阅读理解；项目17分3小项，为语言理解；项目18检测语言表达能力；项目19为图形描画。

（2）评定方法及注意事项　选择安静无干扰的地方进行测试，评定时，评估者直接向被测试者询问。老年人容易灰心或放弃，应注意鼓励。被测者回答或操作正确记1分，错误记0分。

（3）结果分析　MMSE的主要统计指标为总分，为所有记"1"的项目（小项）

的总和，即回答（操作）正确的项目（小项）数，总分范围为0～30分。

根据国内对5055例社区老年人的检测结果证明，MMSE总分和受教育程度密切相关，提出按照受教育程度的分界值：文盲组（未受教育）17分，小学组（教育年限≤6年）20分，中学或以上组（教育年限>6年）24分。

二、情绪与情感的评估

老年人的情绪往往会变得不太稳定，容易出现焦虑、抑郁等表现，如果焦虑或抑郁持续时间过长，则应考虑病理性焦虑或抑郁，且会影响老年人的社会功能，因此，需要及时、准确地对老年人进行情绪与情感的评估，以采取相应的措施。

（一）焦虑情绪评估

焦虑情绪评估是在缺乏相应的客观因素刺激下，老年人出现的过分担心及紧张恐惧的情感，常表现为坐立不安、搓手顿足、唉声叹气、惶惶不可终日。常伴有自主神经功能紊乱的症状。常用评估焦虑的量表有汉密顿焦虑量表和焦虑自评量表。

1.汉密顿焦虑量表 是广泛用于评定焦虑严重程度的他评量表，由Hamilton于20世纪50年代编制。

（1）量表内容及评定标准 该量表包括14个条目，分为精神性和躯体性两大类。此量表应由经过训练的两名评定人员进行联合检查，采用交谈与观察的方式，检查结束后，两名评定人员各自独立评分。本量表除第14项需结合观察外，其他都应根据老年人的口头叙述进行评分；同时特别强调受检者的主观体验。做一次评定需10～15分钟。采用0～4分的5级评分法，各级评分标准：0=无症状；1=轻度；2=中等，有肯定的症状，但不影响生活和劳动；3=重度，症状重，需要进行处理或影响生活和劳动；4=极重度，症状极重，严重影响生活。

（2）结果分析 总分超过29分，提示为严重焦虑；超过21分，提示有明显焦虑；超过14分，提示有肯定的焦虑；超过7分，可能有焦虑；小于7分，提示没有焦虑。

2.焦虑自评量表（self-rating anxiety scale，SAS） 由Zung于1971年编制，用于评定焦虑老年人的主观感受。SAS测量的是最近1周内的症状水平，评分不受年龄、性别、经济状况等因素的影响，但如果应试者文化程度较低或智力水平较差则不能进行自评（表2-13）。

表2-13 焦虑自评量表（SAS）

引导语：根据您最近1周的实际情况，在栏内适当内容下划"√"。

内容	没有或很少有	少部分时间有	相当多时间有	绝大部分或全部时间有
1. 我觉得比平时容易紧张和着急				
2. 我无缘无故地感到害怕				

续表

内容	没有或很少有	少部分时间有	相当多时间有	绝大部分或全部时间有
3.我容易心里烦乱或觉得惊恐				
4.我觉得我可能将要发疯				
5.我觉得一切都很好，也不会发生什么不幸				
6.我手脚发抖打颤				
7.我因为头痛、颈痛和背痛而苦恼				
8.我感觉容易衰弱和疲乏				
9.我觉得心平气和，并且容易安静坐着				
10.我觉得心跳得快				
11.我因为一阵阵头晕而苦恼				
12.我有过晕倒发作，或觉得要晕倒似的				
13.我呼气吸气都感到很容易				
14.我手脚麻木和刺痛				
15.我因胃痛和消化不良而苦恼				
16.我常常要小便				
17.我的手常常是干燥温暖的				
18.我脸红发热				
19.我容易入睡并且一夜睡得很好				
20.我做恶梦				

（1）量表内容及评定标准　SAS共20个项目，每个项目有4级评分：1分表示没有或很少有；2分表示少部分时间有；3分表示相当多时间有；4分表示绝大部分或全部时间有。评定的时间范围应强调"现在或过去1周"。

（2）结果分析　SAS的主要统计指标为总分。把20个项目的得分相加为粗分，粗分乘以1.25，四舍五入取整数即得到标准分。标准分值越小越好，临界值为50分，分值越高，焦虑倾向越明显。其中50～59分为轻度焦虑，60～69分为中度焦虑，70分以上为重度焦虑。

（二）抑郁情绪评估

抑郁是一种最常见的情绪反应，其特征是情感低落、整日忧心忡忡、愁眉不展、唉声叹气，感到自己一无是处，常伴有失眠、食欲减退等躯体症状。常用的评估工具有老年抑郁量表、抑郁自评量表等。

1.老年抑郁量表（the geriatric depression scale，GDS）　由Brink等于1982年创制，是专门用于老年人的抑郁筛查量表，见表2-14。

表 2-14 老年人抑郁量表（GDS）

引导语：选择最贴合您最近1周来的感受的答案。

题目		
1.你对生活基本上满意吗？	是	否
2.你是否已放弃许多活动与兴趣？	是	否
3.你是否觉得生活空虚？	是	否
4.你是否常感到厌倦？	是	否
5.你觉得未来有希望吗？	是	否
6.你是否因为脑子里有一些想法摆脱不掉而烦恼？	是	否
7.你是否大部分时间精力充沛？	是	否
8.你是否害怕会有不幸的事落到你头上？	是	否
9.你是否大部分时间感到幸福？	是	否
10.你是否常感到孤立无援？	是	否
11.你是否经常坐立不安，心烦意乱？	是	否
12.你是否希望待在家里而不愿去做些新鲜事？	是	否
13.你是否常常担心将来？	是	否
14.你是否觉得记忆力比以前差？	是	否
15.你觉得现在活着很惬意吗？	是	否
16.你是否常感到心情沉重、郁闷？	是	否
17.你是否觉得像现在这样活着毫无意义？	是	否
18.你是否总为过去的事忧愁？	是	否
19.你觉得生活很令人兴奋吗？	是	否
20.你开始一件新的工作很困难吗？	是	否
21.你觉得生活充满活力吗？	是	否
22.你是否觉得你的处境已毫无希望？	是	否
23.你是否觉得大多数人比你强得多？	是	否
24.你是否常为些小事伤心？	是	否
25.你是否常觉得想哭？	是	否
26.你集中精力有困难吗？	是	否
27.你早晨起来很快活吗？	是	否
28.你希望避开聚会吗？	是	否
29.你做决定很容易吗？	是	否
30.你的头脑像往常一样清晰吗？	是	否

（1）量表内容及评定标准　GDS共30个条目，代表了老年抑郁的核心，包含以下症状：情绪低落、活动减少、易激惹、退缩、痛苦的想法，对过去、现在与将来的消极评价，每个条目都是问句，要求受试者以"是"或"否"作答。30个条目中的10条（1，5，7，9，15，19，21，27，29，30）用反序计分（回答"否"

表示存在抑郁），其他20条用正序计（回答"是"表示存在抑郁）。每项表示抑郁的回答得1分。

（2）结果分析　一般来说，在最高分30分中得0～10分可视为正常范围，即无抑郁症；11～20分表示轻度抑郁；而21～30分为中重度抑郁。

2.抑郁自评量表（self-rating depression scale，SDS）　由Zung于1965年编制。SDS的特点是使用简便，并能相当直观地反映抑郁老年人的主观感受。

（1）量表内容及评定标准　SDS由20个陈述句组成。每一条目相当于一个有关症状。该量表按1～4级评分，评定时间跨度为最近1周。要求自评者阅读每条内容的含义后，做出独立的、不受任何人影响的自我评定。如果评定者的文化程度过低、看不懂或不能理解SDS问题，可由测评人员逐条念给他听，让自评者独立做出评定。一次评定可在10分钟内完成。

（2）结果分析　将20个项目的各个得分相加，即得总粗分。标准分等于总粗分乘以1.25后的整数部分。分值越小越好。标准分正常上限参考值为53分。标准总分53～62分为轻度抑郁，63～72分为中度抑郁，72分以上为重度抑郁。

三、人格的评估

（一）人格概述

人格是人类个体在先天遗传素质的基础上，通过与后天社会环境的相互作用而成的相对稳定而独特的心理行为模式。与青年人相比，老年人的人格保持较高的稳定性和连续性，主要表现为开放经验与外向人格特质的降低，即老年人会变得内向，社交范围集中在亲朋关系，感到孤独。其他表现还包括做事保守不易冲动、适应性减弱、依赖性较强、缺乏灵活性、执拗、易受骗等。此外，有些老年人的性格与年轻时明显不同，如出现性子急、耐心差、爱发牢骚、絮絮叨叨，这可能与老年人接受新观念、新事物的速度减缓有一定关系。有的老年人则变得偏执、多疑、幼稚化、强迫等，这可能与病理生理引起的变化有关。因此，加强对老年人人格的了解与研究，能够更好地促进老年人的身心健康。

（二）评估方法

人格评估的目的是评定老年人目前的精神状态和有无精神障碍等问题。老年人人格评估的方法多用投射法和问卷法，评估人员在评估时应结合老年人日常生活的行为习惯、生活经历等资料进行综合评价。

1.投射法　也称投射测试，是指个人把自己的思想、态度、愿望、情绪或特征等，不自觉地反映于外界的事物或他人的一种心理作用。投射法能够动态地观察到被测对象的无意识的深层表现，主要用来测量老年人的自我功能、人格特点、自我认识和动机等。常用的评估工具为洛夏克墨迹测验（Rorschach inkblot test），由瑞士精神病医师海曼·洛夏克（Hermann Rorschach）于1921年创造，是对老年人进行各种人格测验中应用最广泛的工具。

2.问卷法　常用的评估工具包括明尼苏达多相人格调查表（the Minnesota multiphasic personality inventory，MMPI）和艾森克人格问卷（Eysenck personality questionnaire，EPQ）。

四、精神症状的评估

（一）评估内容

评估的具体内容详见《精神障碍护理》精神症状的简介。

（二）评估意义

一旦发现老年人出现妄想，要及早送至老年精神科门诊治疗。因这类老年人已丧失自知力，认为自己并未患病，容易对人采取不信任及敌视的态度。由于有不安全感及害怕的情绪，最初老年人有可能会把妄想内容讲给他最信任的家人和亲友听。此时，如果家人、亲戚表现出不同意的观点并向老年人说教，反而会导致老年人的不信任，从而拒绝和家人谈话，造成关系紧张。因此，家人应采取不批评、不做判断或解释的态度，以聆听或询问等关心的方式来对待老年人，尽可能让老年人在疾病早期就医。如果老年人病情严重并且有暴力攻击行为，家人应联络精神疾病机构强迫其就医。

【拓展学习】   【任务检测】

抑郁自评量表（SDS） 艾森克人格问卷（EPQ）

【课堂笔记】

_____

_____

_____

_____

_____

（李燕燕）

项目四　老年人安全风险评估

【概述】

老年人随着年龄的增长和衰老，五官、躯干及四肢的功能均减退，各脏器的功能也逐渐降低，易发生很多意外，甚至死亡。安全是老年人生活和心理的需要，也是做好照护工作的基础，老年人的安全管理是老年病科、养老机构照护工作的重点。因此，照护人员应根据现存或潜在的不安全因素，提前进行风险评估并制定防范措施，保障老年人的生命健康质量。

【任务情境】

刘爷爷，70岁，因反复咳嗽、咳痰伴心慌、气短入院。诊断为慢性阻塞性肺气肿、高血压3级、心功能3级、脑梗死、前列腺增生。查体：神志清楚、精神差，双下肢肌力Ⅳ级、皮肤潮湿。老年人近3个月发生过跌倒，遵医嘱给予消炎、平喘、利尿、吸氧等对症治疗。

思考：1.刘爷爷入院后应做哪些评估项目？

　　　2.刘爷爷3个月前发生过跌倒，现皮肤潮湿，应如何防护？

【任务分析】

一、老年人常见的安全风险

老年人常见的安全风险有跌倒、坠床、压力性损伤、误吸、窒息、烫伤、药物不良反应、突发病情变化、自杀、他伤、走失、食品及药品误食等。

二、老年人风险评估制度

2019年12月27日，国家市场监督管理总局、国家标准化管理委员会正式发布GB 38600—2019《养老机构服务安全基本规范》强制性国家标准，其中明确老年人入住养老机构前应进行服务风险评估。

（1）老年人入住养老机构前应结合老年人日常生活活动、精神状态、感知觉与沟通、社会参与进行服务安全风险评估。

（2）服务安全风险评估范围应包括噎食、食品及药品误食、压力性损伤、烫伤、坠床、跌倒、他伤和自伤、走失、文娱活动意外方面的风险。

（3）每年应至少进行1次阶段性评估，并保存评估记录。

（4）评估结果应告知相关第三方。

（5）应根据评估结果划分风险等级。

三、老年人常见安全风险专项评估及防控措施

（一）跌倒的安全风险评估及防控措施

1.跌倒的定义　跌倒是指突发的、不自主的、非故意的体位改变，倒在地上或更低的平面上。跌倒包括两类：①从一个平面至另一个平面的跌落；②同一平面的跌倒。

2.跌倒的风险因素　见表2-15。

表2-15　跌倒的风险因素

因素	内容
生理功能	视力障碍、眩晕、记忆力和注意力减退、双下肢虚弱乏力和自控体位能力下降等
既往史	有跌倒史；患高血压、心脑血管病、糖尿病、帕金森病、骨关节病、阿尔茨海默病、体位性低血压、精神疾病等
药物应用	使用镇静安眠药、降压药、降糖药、抗凝药、抗精神疾病药等
环境	地面不平、湿滑、有障碍物、灯光昏暗或刺眼等
其他因素	老年人或照顾者认知不足或无认知；手杖、助行器、轮椅使用不当；着装过于肥大等

3. Morse跌倒风险评估量表　见表2-16。

表2-16　Morse跌倒风险评估量表

因素	评分标准	得分
近3个月跌倒史	否=0	
	是=25	
超过1个医疗诊断	否=0	
	是=15	
行走使用辅助器具	不需要/完全卧床/有专人扶持=0	
	拐杖/手杖/助行器=15	
	轮椅/平车=30	
接受药物治疗	否=0	
	是=20	
步态/移动	正常/卧床不能移动=0	
	双下肢虚弱无力=0	
	残疾或功能障碍=20	

续表

因素	评分标准		得分
认知状态	自主行为能力=0		
	无控制能力=15		
总分			
跌倒风险程度分级	低度危险：总分 0~24 分		
	中度危险：总分 25~45 分		
	高度危险：总分>45 分		

注：1."超过1个医疗诊断"指该老年人有医疗诊断且是会增加老年人跌倒风险的医疗诊断。
    2."接受药物治疗"指用麻醉药、抗组胺药、抗高血压药、镇静催眠药、抗癫痫痉挛药、轻泻药、利尿药、降糖药、抗抑郁、抗焦虑、抗精神病药。
    3.>45分为高度危险，提示老年人处于易受伤危险中，应采取相应的防护措施。

4.防控措施

（1）有肢体活动不便、感知觉障碍的老年人，应专人照顾。协助老年人改变体位时，宜做到醒后卧床1分钟再坐起、坐起1分钟后再站立、站立1分钟后再行走。

（2）应指导老年人穿合体的衣物，不宜穿拖鞋外出。

（3）应指导老年人正确使用助行器、拐杖等辅助器具。应指导老年人选择适宜的运动，进行平衡、步态、肌力和关节灵活性的训练。移动卧床老年人时，应采用正确的搬运方法。

（4）对使用药物的老年人，应观察用药后的反应及给予相应的护理措施：使用降压药应观察血压变化；使用降糖药应观察有无低血糖反应；每次使用镇静、安眠药后应立即卧床休息；使用精神药物应观察意识和肌力。

（5）沐浴时水温应控制在 39~41 ℃，沐浴时间控制在 10~20 分钟，浴室应放置防滑垫和沐浴椅。

（6）睡前应开启夜间照明设备。

（7）地面应保持干燥无障碍，擦拭地面时应置警示牌。

（二）压力性损伤的安全风险评估及防控措施

1.压力性损伤的定义　压力性损伤又称压疮，指由压力或压力联合剪切力导致的皮肤和（或）皮下组织的局部损伤，通常位于骨隆突处，但也可能与医疗器械或其他物体有关。

2.压力性损伤的风险因素　见表2-17。

表 2-17　压力性损伤的风险因素

因素	内容
对压力的感知能力	有感知觉障碍，对皮肤受压有反应，但不能表达不适；应用鼻导管、面罩、夹板、石膏等医源性干预治疗
皮肤情况	皮肤潮湿、水肿、压力性损伤、压红、破损等
摩擦力和剪切力	无法独立移动身体；身体移动、体位改变及坐位时下滑产生摩擦力；肌肉痉挛、躁动等产生摩擦力

续表

因素	内容
身体的活动、移动方式	需卧床或坐轮椅活动；移动身体或改变肢体体位能力下降；因疾病或治疗需要强迫体位
营养状况	进食少于需求量；摄食能力受限；营养指标异常等
病史	低蛋白血症、慢性消耗性疾病等
其他因素	老年人或照护者认知不足或无认知；尿布、衣被等潮湿、不平等

3. Braden压力性损伤评估量表 见表2-18。

表2-18 Braden压力性损伤评估量表

项目	评分标准				得分
感觉：对压力导致的不适感觉的反应能力	完全受损（1分）	非常受损（2分）	轻微受损（3分）	无受损（4分）	
	由于知觉减退或使用镇静剂，面对疼痛刺激无反应；或大部分体表对疼痛能力受损	仅对疼痛有反应；除烦躁外不能表达不适；或者是身体的1/2由于感觉障碍而限制了感觉疼痛或不适的能力	对言语指令有反应，但不是总能表达不适；需要翻身或1~2个肢体有感觉障碍，感觉疼痛或不适的能力受限	对言语指令反应良好，无感觉障碍，感觉或表达疼痛不适能力受限	
湿度：皮肤潮湿的程度	持续潮湿（1分）	经常潮湿（2分）	偶尔潮湿（3分）	很少潮湿（4分）	
	皮肤持续暴露在汗液等引起的潮湿状态中；每次翻身或移动时都能发现潮湿	皮肤经常但不是始终潮湿；经常需要更换床单	皮肤偶尔潮湿，每天更换一次床单	皮肤一般是干爽的，只需要常规更换床单	
活动：身体的活动程度	卧床（1分）	坐位（2分）	偶尔行走（3分）	经常行走（4分）	
	完全卧床休息	不能行走或行走严重受限；不能负荷自身体重；必须借助椅子或轮椅	白天可短距离行走，大部分时间需要卧床休息或坐轮椅活动	每天至少可在室外行走2次，在室内2小时活动一次	
移动：改变和控制体位的能力	完全不自主（1分）	非常受限（2分）	轻微受限（3分）	不受限（4分）	
	没有辅助身体或肢体不能改变位置	可偶尔轻微改变身体或肢体位置，但不能独立，经常或大幅度改变	可独立、经常、轻微改变身体或肢体位置	没有辅助可以经常进行大的改变	
营养：日常进食方式	非常缺乏（1分）	可能缺乏（2分）	充足（3分）	营养丰富（4分）	
	从未吃过完整的一餐；每餐很少吃完1/3的食物；每日吃两餐，且缺乏蛋白质；禁食或进食全流质或静脉输液5天以上	通常每餐只能吃完1/2的食物；蛋白质摄入仅是每日餐中的肉或奶制品；偶尔进食或进食少量的流质饮食或管饲	每餐能吃完大多数食物；每日吃四餐含肉或奶制品；偶尔会拒绝一餐，但通常会进食；行管饲或肠外营养，能够提供大部分营养需求	吃完每餐食物；从不拒吃任一餐；通常每日吃四餐或更多次含肉或奶制品实物；偶尔两餐间加餐	

续表

项目	评分标准				得分
	存在问题（1分）	潜在问题（2分）	无明显问题（3分）	无任何问题（4分）	
摩擦力和剪切力	需要协助才能移动老年人；移动老年人时皮肤与床单表面没有完全托起会发生摩擦；坐床上或椅子时经常向下滑动；肌肉痉挛、收缩或躁动不安时会产生持续存在的摩擦力	很费力地移动老年人会增加摩擦；在移动老年人期间，皮肤可能有某种程度上的滑动去抵抗床单、椅子、约束带或其他装置所产生的阻力；在床上或椅子上大部分时间能保持良好的体位，但偶尔有向下滑动	在床上或椅子里能够独立移动；移动期间有足够的肌力完全抬举身体及肢体；在床上和椅子上能够保持良好的体位		
总分					
压力性损伤风险程度分级	轻度危险：总分15～18分，每周评估				
	中度危险：总分13～14分，每周评估				
	高度危险：总分10～12分，每3天评估				
	严重危险：总分≤9分，每天评估				

注：该量表不适用于拒绝翻身和强迫体位的老年人。

4.防控措施

（1）翻身减压　应给长期卧床、活动受限或感知觉障碍的老年人每2小时变换体位1次，压力性损伤风险程度评估为严重危险时应增加翻身次数，可使用气垫床或在骨隆突处采取局部减压及预防压力性损伤措施。

（2）皮肤管理　应保持老年人皮肤清洁干燥，对出汗、大小便失禁的老年人应及时更换潮湿被服。

（3）转移技术　搬运卧床老年人时，应采用双人及以上人员搬运法，或采用提单式等搬运法。

（4）皮肤保护　应观察老年人受压处皮肤情况，不应按摩局部压红皮肤，宜应用预防压力性损伤敷料保护皮肤。

（5）营养管理　改善老年人全身营养状况，每月测量体重不应少于1次，可计算体重指数。应保持床单位平整、清洁、干燥、无碎屑。

（6）医疗器械管理　使用鼻导管、面罩、夹板、石膏等医源性干预治疗的老年人，应对局部皮肤观察与防护。

（7）卧床老年人使用便器时，应抬起老年人臀部，防止拖拽。

（三）走失的安全风险评估及防控措施

1.走失的风险因素　见表2-19。

表2-19　走失的风险因素

因素	内容
生理功能	意识模糊、记忆或认知功能障碍、定向力障碍等

续表

因素	内容
既往史	有走失史；患有心脑血管病变、癫痫、阿尔茨海默病等
药物应用	使用抗抑郁药、抗癫痫药、心脏药物、抗精神疾病药等
环境	环境变换、异地投奔子女等
其他因素	老年人或照顾者认知不足或无认知

2. 走失风险评估表　见表2-20。

表2-20　走失风险评估表

评估项目			分值
基本资料	年龄	60岁（男性）	1
		60岁（女性）	0
	性别	男性	1
		女性	0
	文化程度	受过高等教育	0
		未受过高等教育	1
走失既往史	有无走失过现象	有	1
		无	0
意识状态	意识障碍	有	1
		无	0
心理状态	情绪低落、焦虑抑郁等	有	1
		无	0
疾病史	心血管病	有	1
		无	0
	术后认知障碍	有	1
		无	0
	定向力障碍	有	1
		无	0
	记忆力或认知功能障碍	有	1
		无	0
	有精神行为异常	有	1
		无	0
药物影响认知	抗抑郁药	有	1
		无	0
	抗癫痫药	有	1
		无	0
	心脏病药	有	1
		无	0

注：评分结果大于4分就必须进行走失干预。分数越高，走失风险越高。

3.防控措施

（1）告知老年人及照护者走失的风险因素、不良后果及预防措施。

（2）养老机构应制定老年人外出管理制度，机构内的老年人外出宜办理书面手续，了解其去向及返回时间，对未按时返回养老机构的老年人，应立即与老年人或其家属联系，了解情况。

（3）有走失风险的老年人应重点观察、巡查，外出宜有工作人员陪同。

（4）宜为有走失风险的老年人佩戴定位设备或随身卡片。

（5）对使用药物的老年人，应观察用药后的反应及给予相应的护理措施。

（6）老年人发生走失，照顾者应立即与老年人家属或相关第三方取得联系，开展寻找工作，并逐级上报，寻找无果的，应报案并协助警方寻找。

【拓展学习】

压力性损伤分期及分类

【任务检测】

【课堂笔记】

（郑　知）

项目五 老年人康复相关评估

【概述】

老年人因机体老化或疾病等原因，运动系统和神经系统功能减退或障碍，相关功能受限，照护中需进行康复相关评估。

【任务情境】

张大爷，70岁，高血压病史十余年，入院前4小时因与人争吵突然跌倒、不省人事、呼之不应。入院诊断为高血压病、脑出血，经及时治疗，张大爷于入院后第二天醒来，醒后发现右侧肢体瘫痪。现即将出院，出院后需康复照护。

思考：1.请问张大爷目前需要进行哪些康复评估？

2.对张大爷进行康复相关评估的重点内容是什么？

【任务分析】

一、肌力评估

肌力是指肌肉主动运动时的收缩力。肌力评估是测定评估对象在主动运动时肌肉和肌群产生的最大收缩力量。它是一种对神经、肌肉功能状态的检测方法，也是评估神经、肌肉损伤程度和范围的一种重要手段，包括徒手肌力评估和器械肌力评估。

（一）徒手肌力评估

1.概念 评估时让老年人处于不同的检查体位，嘱其分别在去除重力、抗重力、抗阻力的条件下用力做肢体伸屈运动，根据动作的活动范围及抗重力、抗阻力的情况对肌力进行分级。

2.肌力分级 采用Lvett六级分级法，见表2-21。

表 2-21 Lvett 肌力评价表

分级	评价标准
0级	无可测到的肌肉收缩
1级	触及肌肉仅收缩，但无关节活动

续表

分级	评价标准
2级	肌肉减重活动，活动关节达到全范围
3级	肌肉抗重力，活动关节达到全范围
4级	肌肉抗中等度阻力，活动关节达到全范围
5级	肌肉抗最大阻力，活动关节达到全范围

3.特点

（1）简便，不需特殊的检查器具。

（2）以自身各肢体的重量作为肌力评定标准，能够反映出与个人体格相对应的力量，更具有实用价值。

（3）定量分级标准相对较粗略。

（4）只能表明肌力的大小，不能表明肌肉收缩耐力。

（二）器械肌力评估

当肌力能做抗阻运动时，可采用器械进行肌力评估。常用有握力测试、捏力测试、背肌力测试、四肢肌群肌力测定、等速肌力测定等方法。

（三）肌力评估的注意事项

（1）做好沟通，消除紧张，取得充分理解和合作。

（2）采取正确的测试姿势。近端肢体固定于适当体位，防止出现替代动作。

（3）选择合适的测试时间，不能在疲劳、运动、康复治疗或饱餐后测试。

每次测试都要做左右对比，检查时应先测健侧同名肌。一般认为两侧差异大于10%才有临床意义。

（4）肌力在3级以上时检查所加阻力必须连续施加，并保持运动方向相反，同时阻力应施加于被测关节肢体的远端，必须保持同一强度。给予阻力的大小要根据受试者的个体情况来决定。

（5）肌力检查不适用于中枢神经系统疾病所致痉挛性瘫痪老年人。

二、肌张力评估

（一）概念

肌张力是指静息状态或做被动运动时肌肉的紧张度。正常的肌张力能维持主动肌和拮抗肌的平衡运动，使关节有序固定，肢体保持一定的姿势，有利于肢体的协调运动。

肌张力评估主要是手法检查，首先观察并触摸受检肌肉在放松、静止状态下的紧张度，然后通过被动运动时肢体反应、阻力大小和关节活动范围来判断其肌张力大小。下肢常用评估部位有比目鱼肌、腓肠肌、股四头肌等，上肢有肱二头肌、肱三头肌等。

（二）肌张力分类

1.正常肌张力 被动活动肢体时，没有阻力突然增高或降低的感觉。

2.肌张力增高 肌腹紧张度增高。老年人在肢体放松的状态下，评估者以不同的速度对老年人的关节做被动运动时，感觉有明显阻力，甚至很难进行被动运动。

3.肌张力降低 评估者被动活动老年人关节时几乎感觉不到阻力；老年人自己不能抬起肢体，评估者松手时，肢体即向重力方向下落；肌张力显著降低时，肌肉松弛无力，不能保持正常的外形和弹性。

4.肌张力障碍 肌张力紊乱，或高或低，无规律地交替出现。

另外，还可根据姿势和肌肉状态，将肌张力分为静止性肌张力、姿势性肌张力、运动性肌张力。

（三）肌张力分级

肌张力临床分级是一种定量评估方法，根据被动活动肢体时所感觉到的肢体反应和阻力，将其分为0~4级。目前多采用改良版的Ashworth痉挛量表（MAS）进行评估。评估时根据所感觉的阻力和关节活动范围来分级评估。评估标准见表2-22。

表2-22 改良版Ashworth痉挛量表（MAS）

分级	评定标准
0级	无肌张力增加，被动活动时患侧肢体在整个ROM内均无阻力
1级	肌张力稍微增加，被动活动时患侧肢体到ROM之末出现轻微阻力，但没有在某一明确角度出现"卡住"现象
1+级	肌张力轻度增加，被动活动时患侧肢体在前50%ROM范围内突然出现"卡住"现象，并在此后的被动活动中均有较小的阻力
2级	肌张力明显增加，被动活动时患侧肢体在通过ROM的大部分时，阻力均明显增加，或出现容易疲劳的肌肉阵挛（小于10秒后阵挛停止），但受累部分仍能较容易地通过ROM
3级	肌张力严重增加，被动活动时患侧肢体在整个ROM内均有阻力，或出现不易疲劳的肌肉阵挛（阵挛持续10秒以上），关节活动较困难
4级	患侧肢体僵硬，被动活动十分困难

注：ROM，指关节活动范围。

（四）肌张力评估的注意事项

（1）老年人尽量放松，由评估者支持和移动肢体。

（2）所有运动均予以评估，且特别注意初始发现有问题的部位。

（3）评估者保持固定形势和持续的徒手接触，以恒定速度移动老年人肢体。

（4）若与痉挛相鉴别，可加拮抗肌肌电图检测。

（5）局部或单侧功能障碍时（如偏瘫、单瘫），不宜将非受累侧作为"正常"肢体进行比较。

三、关节活动评估

（一）概念

关节活动范围（ROM）是指关节的运动弧度或由关节的远端向近端运动，远端骨所达到的最终位置与开始位置之间的夹角。关节活动范围评估就是测量远端骨所移动的度数，其包括主动关节活动范围和被动关节活动范围。评估关节活动范围对于判断病因、关节活动障碍程度及制订康复照护计划，评定照护效果有重要作用。

（二）测量工具

常用测量工具包括量角器、电子角度计、皮尺、两脚规等，使用最多的是量角器，用于测量关节远端骨所移动的度数；两脚规可用于测量拇指外展的活动度。通用量角器由一个圆形的刻度盘和固定臂、移动臂构成。固定臂与刻度盘相连不能移动；移动臂的一端与刻度盘的中心相连，可以移动。通用量角器主要用于四肢关节活动范围的测量。

（三）正常关节活动范围

正常关节活动范围见表2-23。

表2-23　关节的正常活动范围

关节部分	运动方向	运动范围	关节部分	运动方向	运动范围
肩关节	前屈	0°～180°	髋关节	前屈	0°～125°
	后伸	0°～50°		后伸	0°～20°
	外展	0°～180°		外展	0°～45°
	内收	0°～30°		内收	0°～45°
	外旋	0°～90°		外旋	0°～45°
	内旋	0°～90°		内旋	0°～45°
肘关节	屈曲	0°～150°	膝关节	屈曲	0°～150°
	超伸	0°		超伸	0°
腕关节	掌屈	0°～90°	踝关节	内翻	0°～35°
	背伸	0°～70°		外翻	0°～25°
	尺偏	0°～55°		跖屈	0°～45°
	桡偏	0°～25°		背伸	0°～20°
颈部	前屈	0°～45°	腰部	前屈	0°～60°
	后伸	0°～45°		后伸	0°～20°
	侧屈	0°～45°		侧屈	0°～30°
	旋转	0°～70°		旋转	0°～30°

（四）关节活动评估的注意事项

（1）采取正确的测量体位，严格按操作规范进行测试。

（2）根据所测关节位置和大小的不同，选择合适的量角器。

（3）关节存在活动障碍时，主动关节活动范围（AROM）和被动关节范围（PROM）均应测量。

（4）在测量受累关节的活动范围前，应先测量对侧相应关节的活动范围。

（5）有关节外伤、可疑骨折或关节脱位者，应避免关节活动。

（6）不能在运动、康复治疗后进行关节活动灶测量。

（7）测量时动作轻柔，注意老年人的感受，以不引起疼痛为宜。

四、平衡与协调能力评估

（一）平衡评估

1.概念 平衡是指身体所保持的一种姿势状态，或在运动或受到外力作用时，自动调整并维持姿势稳定性的一种能力。

人体平衡的维持取决于适当的感觉输入（包括视觉、本体感觉及前庭感觉）、中枢整合作用、适当做运动输出等综合作用。

2.分类 人体平衡可以分为静态和动态平衡两类。

（1）静态平衡 人体或某部位在无外力作用下处于某种特定的姿势。

（2）动态平衡

1）自动态平衡：人体在进行各种自主运动和各种姿势转变的过程中能重新获得稳定状态的能力。

2）他动态平衡：人体在外力作用下恢复稳定状态的能力。

3.评定方法 有观察法、功能性评定及平衡测试仪评定等。

（1）观察法 临床上普遍使用Romberg检查法和强化Romberg检查法。该方法应用简便，可对具有平衡功能障碍的老年人进行粗略的筛选。

（2）功能性评定 即量表评定法，无须专门的设备，应用方便，且可以进行定量的评分。目前临床上常用的平衡量表有Berg平衡量表（BBS）评定。

Berg平衡量表得分分为0～20分、21～40分、41～56分3组，其代表的平衡能力则分别对应坐轮椅、辅助步行和独立行走3种活动状态。总分少于40分，预示有跌倒的危险性。

（3）平衡测试仪评定 包括静态平衡测试和动态平衡测试。采用高精度的压力传感器和电子计算机技术，其结果以数据及图形的形式显示，故也称为定量姿势图。

（二）协调能力评估

1.概念 协调是指人体产生平滑、准确、有控制的运动的能力。协调与平衡密切相关，协调功能障碍又称为共济失调。

保持人体协调也需感觉输入、中枢整合、运动控制3个环节参与。感觉输入主要包括视觉和本体感觉，而前庭觉所起的作用不大；中枢整合作用依靠大脑反射调节和小脑共济协调系统，其中小脑的协调系统起到更为重要的作用，小脑的损伤除了出现平衡功能障碍外，还可出现共济失调；运动控制主要依靠肌群的力量。

2.评定方法

（1）指鼻试验 嘱老年人将前臂外旋、伸直，用示指触鼻尖，先慢后快，先睁眼后闭眼，反复做上述动作。正常人动作准确，共济失调者多指鼻有误。小脑半球病变者同侧指鼻不准；如睁眼时指鼻准确、闭眼时出现障碍为感觉性共济失调。

（2）跟-膝-胫试验 老年人仰卧，先抬起一侧下肢，然后将足跟置于另一侧膝部下，并沿胫骨徐徐下移至足背。先睁眼后闭眼，重复进行。小脑损害时动作不稳；感觉性共济失调者闭眼时足跟难以寻到膝盖。

（3）对指试验　老年人分开双上肢，使双示指由远而近互碰指尖，观察动作是否准确。正常人对指动作准确。小脑病变者可出现对指不准；如仅闭眼时对指不准为感觉性共济失调。

（4）轮替运动　嘱老年人伸直手掌做快速旋前旋后动作。共济失调者动作缓慢、不协调。

（5）龙贝格征（Romberg征）　又称闭目难立征。嘱老年人直立，双手向前平伸，双足并拢站立，然后闭目，如出现身体摇晃或倾斜为阳性。仅闭眼时站不稳而睁眼时能站稳，提示两下肢有深感觉障碍，为感觉性共济失调；闭目睁眼皆不稳，提示小脑蚓部病变。

五、感觉评估

（一）浅感觉

1. 痛觉　痛觉障碍包括过敏、减退、消失。正常人对痛觉刺激能准确回答或手示；痛觉过敏、减退或消失则分别表现为对微弱的痛觉刺激发生强烈的反应、对痛觉刺激回答模糊、对痛觉刺激无反应。痛觉检查时嘱老年人闭目，评估者用大头针的针尖均匀地轻刺患者皮肤，让其回答具体的感觉，判断有无感觉障碍及其范围。

2. 触觉　用钝头竹签轻触患者躯干及四肢或皮肤黏膜，让患者回答有无感觉。正常人对轻触觉灵敏；触觉减退或消失者分别表现为对触觉刺激反应不灵敏或无反应。

3. 温度觉　分别用装有热水（40~50℃）、冷水（5~10℃）的试管交替接触患者皮肤，让其陈述自己的感觉。正常人能明确辨别冷、热的感觉。

4. 压觉　嘱老年人闭目，用大拇指挤压肌肉或肌腱，让老年人说出感觉。

（二）深感觉

深感觉包括运动觉、位置觉、震动觉。

1. 运动觉　评估时嘱患者闭目，评估者用示指和拇指轻持患者的手指或足趾两侧做被动屈或伸的动作，让患者回答"向上"或"向下"，观察患者反应是否正确。正常人在检查中定位准确，能正确回答"向上"或"向下"。

2. 位置觉　评估时嘱患者闭目，评估者将患者肢体放置在某种位置上，询问患者是否能明确回答肢体所处的位置。正常人能明确回答肢体所处的位置。

3. 震动觉　用震动的音叉放置在患者的骨隆起处（如内踝、外踝、手指、桡尺骨茎突、胫骨、膝盖等），询问患者有无震动感。正常人能感觉到内踝、外踝、手指、桡尺骨茎突、胫骨、膝盖等部位的震动感；无震动感觉者则属振动觉障碍。

（三）复合感觉

复合感觉包括皮肤定位觉、两点辨别觉、实体觉和体表图形觉。这些感觉是大脑综合分析和判断的结果，又称皮质感觉。正常人闭目情况下可正确辨别；大脑皮质病变者复合感觉障碍。

1. 皮肤定位觉 评估者以手指或钝头竹签轻触老年人体表某处皮肤，让老年人指出被触部位。

2. 两点辨别觉 以分开的钝角圆规同时轻触老年人皮肤上的两点（不要造成疼痛），如老年人能分辨两点，则再逐步缩小双脚间距，直到老年人感觉为一点时，测其实际间距，两侧比较。正常时全身不同部位的分辨能力不同，舌尖、鼻端、指尖敏感度最高，四肢近端和躯干最差。

3. 实体觉 嘱老年人用单手触摸熟悉的物体，如手机、钥匙、硬币等，并说出物体的名称。先测功能差的一侧，再测另一侧。

4. 体表图形觉 老年人闭目，以钝物在其皮肤上画方、圆、三角等简单图形，或写数字"1""2""9"等，观察其能否辨别。

（四）感觉评估的注意事项

（1）环境安静，老年人意识清晰。

（2）取得老年人合作，需闭目测试。

（3）评估应从感觉障碍区向正常部位移行，若感觉过敏则由健处向障碍区移行，注意两侧、远近对比。

（4）为避免主观或暗示作用。

六、吞咽功能评估

（一）概念

吞咽是指食团由舌背经经咽和食管进入胃的过程。通常包括口腔前期、口腔期、咽期、食管期。老年人由于多种原因可发生不同部位的吞咽障碍。对老年人进行吞咽功能评估，可帮助提早发现问题，并对老年人进行吞咽功能训练、摄食训练，以改善老年人进食状况，从而改善营养状况。

吞咽功能评估指通过饮水、唾液吞咽试验等方法评价吞咽功能障碍的程度。它主要用于各种中枢神经系统、周围神经系统损伤或病变等引起的吞咽功能障碍的筛查。

（二）评定方法

1. 筛查试验

（1）反复唾液吞咽试验 受检者采取放松体位。检查者将手指放在受检者的喉结和舌骨位置，让受检者尽量快速反复吞咽。观察喉结及舌骨随着吞咽运动越过手指，向前上方移动再复位的次数。当受检者口腔过于干燥无法吞咽时，可在舌面上注入约1ml水后再让其吞咽。

计算30秒内完成的次数。健康成人至少能完成5~8次。如果少于3次/30秒，那就提示需要进一步检查。

（2）洼田饮水试验 首先用茶匙让老年人喝水（每茶匙5~10ml），如果老年人在这个阶段即发生明显噎呛，可直接判断为饮水吞咽测试异常；如无明显呛咳，则让老年人采取坐位姿势，将30ml温水一口咽下，记录饮水情况。观察和记录老年人的饮水时间、有无呛咳、饮水状况等，根据结果将其分为5级：Ⅰ级为正常，Ⅱ级为可疑，Ⅲ～Ⅴ级为异常。

Ⅰ级：可一口喝完，无噎呛，5秒内喝完为正常，超过5秒为可疑吞咽障碍。

Ⅱ级：分两次以上喝完，无噎呛，可疑吞咽障碍。

Ⅲ级：能一次喝完，但有噎呛，确定有吞咽障碍。

Ⅳ级：分两次以上喝完，且有噎呛，确定有吞咽障碍。

Ⅴ级：常常呛住，难以全部喝完，确定有吞咽障碍。

（3）简易吞咽激发试验　将0.4ml蒸馏水滴注到老年人咽部的上部，观察老年人的吞咽反射和从注射后到发生反射的时间差。如果在滴注蒸馏水后3秒钟内能够诱发吞咽反射，则判定为吞咽正常。如果超过3秒，则为不正常。由于该试验无须老年人任何主动配合和主观努力，因而尤其适用于卧床不起者。

（4）咳嗽反射试验　老年人吸入喷雾后导致喉部咳嗽感受器受到刺激，引发咳嗽反射。咳嗽反射的减弱或消失则意味着误吸或误咽的可能性增加。

2.进食评估问卷调查　调查老年人是否存在吞咽紧张、费力、卡顿、呛咳、疼痛，是否已引起体重减轻，是否影响其在外就餐，有无吞药困难，有无进食快感等情况。每项0～4分，如总分在3分及以上则为吞咽功能异常。用于筛查有无误吸的征兆和隐性误吸异常吞咽的体征（表2-24）。

表2-24　进食评估问卷调查（eating assessment tool，EAT-10）

内容	得分				
	0	1	2	3	4
1.我的吞咽问题已经使我体重减轻					
2.我的吞咽问题影响我在外就餐					
3.吞咽液体费力					
4.吞咽固体食物费力					
5.吞咽药片（丸）费力					
6.吞咽时有疼痛					
7.我的吞咽问题影响我享用食物时的快感					
8.我吞咽时有食物卡在喉咙里的感觉					
9.我吃东西时会咳嗽					
10.我吞咽时感到紧张					

3.临床吞咽评估（clinical swallow evaluation，CSE）　被视为所有确诊或疑似吞咽障碍老年人干预的必要检查项目，其包括临床病史检查、口颜面功能和喉部功能评估、进食评估3个部分。

4.容积-黏度吞咽测试（volume-viscosity swallow test，V-VST）　有助于早期识别存在吞咽障碍危险因素的老年人。该试验具有较好的安全性与有效性，适用于所有怀疑患有吞咽障碍及容易产生吞咽问题者，勿用于昏迷与明确误吸体征的老年人（表2-25）。

表 2-25　容积 – 黏度吞咽测试（V-VST）临床评估

不同稠度		糖浆稠度			液体–水			布丁状稠度		
不同容积		5ml	10ml	20ml	5ml	10ml	20ml	5ml	10ml	20ml
安全性受损相关指标	咳嗽									
	音质改变									
	血氧饱和度下降									
有效性受损相关指标	唇部闭合									
	口腔残留									
	分次吞咽									
	咽部残留									

最终评价结果：1.无口咽性吞咽障碍；2.患有口咽性吞咽障碍，可安全吞咽，但其有效性受损，可危及其营养和补水状况；3.患有口咽性吞咽障碍，吞咽过程的安全性下降，提示可能已经发生误吸。

5.特殊检查

（1）吞咽造影检查　是目前公认的最全面、可靠、有价值的吞咽功能检查方法，用于病因诊断。

（2）电视内窥镜吞咽功能检查（FEES）　采用正位、侧位动态造影测试，依次观察双侧梨状窝对称情况、口期时长、咽期起始时间、咽期时长、滞留、误吸及其时间、剂量等情况，从而判断是否存在吞咽困难及危险度。

（3）咽腔测压检查　是目前唯一能定量分析咽部和食管力量的检查手段。

（4）超声检查　必要时结合超声检查以辅助诊断。

（5）肌电图检查　用于咽喉部的肌电图检查一般使用表面肌电图。

（三）吞咽功能评估的注意事项

（1）Glasgow昏迷量表小于6分，或即使在帮助下也不能维持坐位的老年人不适合采用饮水吞咽测试评定。

（2）在评估之前，需要先实施口面部评估。

（3）如口腔内有可脱卸假牙，评估前务必将假牙卸下。

（4）评估前需要确认老年人口中无食物残留。

（5）饮水吞咽试验使用温开水，不能用冰水，更不能用饮料或汤汁代替。

【拓展学习】　　　　　　　　　　【任务检测】

Berg 平衡评定量表　老年人康复相关
评估方法

【课堂笔记】

（董志甫）

项目一　老年人照护内容的确定

【概述】

为了应对人口老龄化带来的养老问题，科学合理分配养老照护资源，老年人在入住养老机构之前，必须对其生理、心理、认知、社会参与等多个方面进行系统化评估，进而划分老年人的能力等级，根据评估结果为不同能力等级的老年人实施相应的照护服务项目，规范养老服务市场，提供优质的照护服务。

【任务情境】

秦爷爷，75岁，患前列腺增生、骨质疏松症，自理能力较差。3个月前妻子去世后独居，情绪低落，食欲减退，身体消瘦。仅有一子，经济状况尚好。1周前秦爷爷在家中不慎摔倒后骨折，为了更好地照顾他的生活，儿子陪同他入住某养老机构。

思考：养老机构应该为秦爷爷提供哪些照护服务？

【任务分析】

养老机构能为老年人提供全方位、综合性的优质照护服务内容，主要包括日常生活、护理、医疗、康复、心理、营养、缓和医疗、活动策划等方面。

一、日常生活照护

日常生活活动是指人们为了维持生存以及适应生存环境而每天必须反复进行的、最基本的、最具有共同性的活动。其中基本日常生活能力包括床上活动、转移、行走、上下楼梯、吃饭、穿（脱）衣、洗澡、修饰、如厕、睡眠、清洁等，工具性日常生活能力包括家务、购物、服药、环境设施的使用等。

日常生活照护是针对老年人实施的照护中最基础的一部分，照护内容主要是协助老年人完成日常生活活动，保证其基本的生活质量，如照护老年人的饮食、起居、排泄、体位转移、睡眠等，还要满足其清洁需求。

1.**进食照护**　根据老年人进食习惯和能力水平，协助老年人完成进食、进水。进食照护内容包括食物制作、餐食摆放，恰当的体位摆放，如床上坐位、半卧位、轮椅坐位等。针对部分特殊老年人如偏瘫老年人、患帕金森病老年人，指导其正确使用辅助用餐工具，提供特殊进食帮助，如治疗饮食、鼻饲饮食等。

2.**排泄照护**　充分利用辅助老年人排泄的相关技能，掌握各种如厕仪器设备的使用方法，根据老年人能力水平和排便情况，制订相应的个性化排泄管理方法。

3.**睡眠照护**　为老年人进行睡眠环境布置，利用专业技能帮助和改善老年人睡眠质量，满足其睡眠需求，同时在睡眠过程中做好睡眠状况观察与监测。

4.**清洁照护**　协助老年人完成日常起居活动，做好清洁卫生照护，满足其清洁需求。能根据老年人特点制订个性化的清洁管理计划，掌握各项身体清洁技能，熟练使用各类助洁仪器设备，同时确保公共区域和房间的清洁。根据老年人的能力水平给予适当的指导与帮助，完成穿（脱）衣、洗头、洗脸、洗手、口腔清洁、梳头、剃须、洗足、洗澡、床上擦浴。除此之外，还应做好居住区域和公共区域的清洁，老年人床褥和衣物等的清洗。

5.**体位转移照护**　根据老年人能力水平制订不同的体位转移方案，协助完成床椅转移、平地行走、上下楼梯等，对有需要的老年人进行助行器具的使用指导，协助其掌握使用方法。个性化满足老年人活动的需求，如定时组织自理老年人在园区散步，搀扶、协助使用助行器具或者轮椅推行活动能力受限的老年人外出活动等。

二、护理服务

护理服务是指由具备专业护理知识与技能的、具备护士执业资格的护理人员实施的照护服务。

1.**护理评估**　是护理程序的第一步，通过护理评估获得和识别来自老年人的信息，了解其健康和疾病等方面问题，找出现存或潜在的健康问题，为实施护理服务提供依据。

2.**病情观察**　是护理工作中的重要内容之一，及时捕捉病情变化信息，为正确诊断及处理提供依据。观察老年人的生命体征，包括体温、脉搏、呼吸、血压，部分特殊群体还要遵医嘱监测血糖、出入量等。

3.**常见症状护理**　主要包括体温异常、恶心、呕吐、抽搐、水肿、脱水、眩晕、疼痛、尿失禁、尿潴留、便秘、腹泻、腹胀等。

4.**用药护理**　老年人常因患病常需要使用药物进行治疗，如口服给药、吸入给药、注射给药、静脉输液、局部给药等，照护者要遵医嘱正确给老年人用药，还要为老年人提供用药指导，防止不良反应的发生。

5.**皮肤护理**　主要包括伤口、造瘘口的护理，压力性损伤的预防等。

6.**治疗性管道的护理**　老年人由于疾病治疗的需求，常需置入管道，如鼻饲管、留置导尿管、给氧管、引流管等，照护者应做好管道的日常维护、观测及记录，预防感染，防止并发症发生。

7.冷热应用 主要包括热水袋、冰袋的使用，温水擦浴、酒精擦浴、湿热敷等。

8.安全防护 为照护对象设计安全的居家生活环境，对常见危险因素进行评估并落实常见意外事件的安全防护措施，如噎食或呛食危险因素的评估与预防、跌倒或坠床危险因素的评估与预防、自杀危险因素的评估与预防、烫伤危险因素的评估与预防、走失危险因素的评估与预防。

9.紧急救援 当照护对象发生跌倒、烫伤、误吸等意外事件时，照护者应利用紧急救援的知识和技能迅速采取措施，实施救护。如心肺复苏技术、海姆立克急救法、烫伤处理、搬运、包扎与固定等。

10.健康指导 为老年人提供专业的健康指导，满足其健康养生的需求，开展针对性的健康宣教工作。

11.院感防控 强化消毒隔离知识，不断规范操作技术，严格遵守各项院内感染管理规章制度及工作职责，如清洁卫生制度、治疗室和换药室院内感染管理规章制度、病区院内感染管理制度、手术室院内感染管理制度、各种监测制度等，严防医院感染的发生，为老年人提供安全、放心的医疗环境。

三、医疗服务

医疗服务内容主要包括针对照护对象的常见病、多发病的诊治，慢性病管理，膳食管理，健康指导，预防保健，转诊转院等。

四、康复服务

随着年龄的增长，老年人身体功能不断衰退，慢性疾病患病率较高，失能失智老年人数量逐渐增加，导致生活自理能力减退，生活质量下降。针对脑卒中等老年常见疾病以及术后康复等提供专业的康复服务，尽可能提高老年人生活自理能力，抓住最佳恢复期，帮助老年人掌握自我护理的方法，早日重返家庭和社会。

养老机构根据老年人群的特点和康复需求，为老年人提供康复咨询、功能评定、康复计划的制订、物理治疗、作业治疗、言语治疗、中医传统治疗、康复护理、辅助器具使用指导等专业的康复服务。

五、心理照护

随着年龄的增加和健康状态的改变，老年人的心理也会产生变化，出现一些心理问题，针对老年人的这些特点，照护者应对老年人的心理进行照护，提高老年人的心理健康水平和生活质量。

1.定期开展老年人健康教育 帮助老年人树立科学的健康观、生死观，对不良情绪进行调节，适当参加社交活动，充实精神生活。

2.提供专业的心理咨询和干预服务 照护者和心理咨询师定期对照护对象实施情绪疏导，为有需求的老年人提供专业的心理咨询服务。在日常工作中如照护者发现照护对象出现情绪异常等心理问题，经初步处理后，由心理咨询师介入提供专业的心理干预服务。

3.注重老年人日常心理保健 照护者在日常工作中主动与照护对象沟通，了解老年人的心理需求，帮助老年人尽快适应机构的生活，并积极参加各项活动。招募志愿者定期开展团体活动、组织节日慰问等，增加对老年人的陪伴，满足其情感需求。此外，由心理咨询师向老年人讲述和示范情绪疏导与调节的方法。

六、营养指导

以营养学科知识为指导，科学合理为老年人进行营养配餐，满足老年人营养需求；开展科学的营养评估，明确老年人存在的营养问题，及时采取营养干预措施或开展营养治疗；普及营养知识，开展营养教育工作。

七、缓和医疗

生、老、病、死是每个人都要经历的过程，老年期是距离死亡最近的一段时期，每一个人都希望生得顺利、死得安详，优生亦要优死。缓和医疗提供整合生理、心理和社会层面照护为一体的纾缓照护服务，最大限度地帮助照护对象减轻躯体和精神上的痛苦，提高其生命质量，同时满足其灵性需求，让老年人在生命终末期时获得安宁和平静，平安离世得以善终。

此外，哀伤辅导也是其中重要的工作内容，照护者应提供支持系统，以帮助家属正确对待照护对象的疾病和死亡，做好家属的哀伤辅导工作，并提供必要的居丧支持。

八、活动策划

根据入住机构的老年人自理能力的不同，可将照护对象分为全自理老年人、半自理老年人、完全不能自理老年人。照护者会根据其生理和心理特点定期组织文娱休闲活动，主要内容包括居家活动、户外活动和怀旧活动，覆盖适合老年人的书画、音乐、手工、棋牌、健身、讲座等多种形式，依托特殊节日组织老年人参加集体庆祝活动。此外，定期组织义工或学生志愿者深入养老机构与老年人沟通、交流，让老年人感受来自社会的关爱。

根据对老年人的日常生活活动、精神状态、感知觉与沟通评估、社会参与等方面进行综合评估的结果，可将老年人能力等级分为能力完好、轻度失能、中度失能、重度失能，不同能力等级的老年人所处的照护服务区不同，其照护服务内容的侧重点也会有所相同，照护者可根据评估结果确定具体的照护服务内容。

【任务检测】

（李　科）

项目二　老年人照护计划的书写

【概述】

　　照护计划是针对照护对象存在的照护问题制订的具体照护措施，是实施照护的行动指南，让每位老年人得到个性化的照护，让照护团队的人员实施照护时有章可循，保证工作的连续性，更好地提供优质的服务。制订个性化的照护计划不仅能够提高老年人生活质量，让家属放心认可，还能够帮助养老机构规避风险，对照护对象及家属、照护者、养老机构都具有重要意义。

【任务情境】

　　王奶奶，70岁，患高血压5年，长期服药；患肩周炎3年，近来病情加重，疼痛难忍，双上肢上举困难，不能做梳头动作，穿脱衣困难，右手麻木。她有两个子女，都已成家立业，工作繁忙，儿子完成学业后在美国定居，女儿定居在了本地。老伴去年因心肌梗死去世之后，子女担心其日常生活没人照顾，征得她同意之后入住某养老机构。入住后的前几天，王奶奶情绪低落，不思饮食，时常唉声叹气，愁眉不展，闷闷不乐。由于记忆力减退且方向感差，王奶奶不熟悉机构的环境，常常闷在房间，也不爱参加机构组织的各项活动。

　　任务：请为王奶奶制订一份照护计划。

　　思考：王奶奶的照护问题有哪些？

【任务分析】

一、明确照护问题

　　当对老年人进行系统的综合能力评估后，照护者能够确认老年人存在的照护问题，而这些照护问题往往是多个出现，在制订照护计划前，需要先对这些照护问题进行分类与排序，以便照护者根据其问题的轻、重、缓、急来合理安排照护措施。

（一）优先顺序

根据照护问题的优先次序可将其分为首优问题、中优问题、次优问题三大类。

1.首优问题　是指会威胁老年人生命，需立即行动去解决的问题。如清理呼吸道无效、潜在的暴力行为等。

2.中优问题　是指虽然不会直接威胁老年人生命安全，但能导致其身体上的不健康或情绪上发生变化的问题，如皮肤完整性受损、大小便失禁、日常生活功能受损等。

3.次优问题　指在应对发展和生活变化时遇到的一般性问题，这些问题往往不与特定的疾病直接相关，不需要照护者即刻采取行动去解决，但同样需要照护者给予关注并提供适当帮助来应对，进而提高老年人的生活质量。如有营养不良的风险、社会支持缺乏、孤立等。

（二）排序原则

1.按人类基本需要层次论进行排序　按照马斯洛的人类基本需要层次论，低层次的需要要优先满足，因此未满足的生理需要问题，尤其对生理功能平衡状态威胁最大的问题应排在最前面。如人对氧气的需要优先于对水的需要，对水的需要优先于对食物的需要。

2.注重服务对象的主观需求　由于照护服务的对象是人，人兼具自然属性和社会属性，不同的个体其需求也有所不同，因此应根据服务对象个人的价值观念、生活方式、对健康问题的观点，在与治疗、照护原则不冲突的前提下，与服务对象协商，满足服务对象的意愿，优先解决某些照护问题。这样不仅可以提高服务对象的配合度，还能让服务对象有参与感并感到满足。

3.重视潜在的健康问题　一般认为现存问题是首优问题，应优先解决，但有时潜在的健康问题比前者更重要。照护者应根据理论知识和临床经验对潜在的问题进行全面评估。例如大面积烧伤处于休克期时，有体液不足的危险，如果不及时采取措施进行预防，可能会危及老年人生命，应列为首优问题。

4.及时更新排序　随着服务对象病情和所处环境的变化，其面临的照护问题和照护需求也会随之发生变化。如某些威胁生命安全的健康问题得到解决，原本的首优问题不复存在，而曾经的中优问题和次优问题也可上升排序成为首优问题，进而照护任务的重心也有所改变。如患有呼吸系统疾病的老年人会出现交换受损、清理呼吸道无效、活动无耐力等问题，疾病早期前两个问题可能威胁到老年人生命安全，列为首优问题，活动无耐力则是中优问题。随着病情好转，活动无耐力则转变为首优问题，鼓励并指导老年人适量活动，减少并发症的发生成为照护工作的要点。

二、制订照护目标

照护目标是由照护者制订的能达到的、可测量的、能观察到的老年人的行为目标，可用于指导照护者采取恰当的照护措施去预防甚至解决老年人的照护问题。

（一）照护目标的分类

根据预期所需时间的长短，照护目标可分为短期目标和长期目标。

1.**短期目标** 指在较短的时间内（一般为1周内）照护对象能够达到的目标，适合于病情急、重，变化快的老年人。

2.**长期目标** 指照护对象1周以上甚至数月之久才能实现的目标，适合于病程较长及处于康复期的老年人。长期目标往往需要照护者针对一个长期存在的问题进行持续性干预才能解决，如长期卧床且大小便失禁的老年人的长期目标是皮肤完整性无破损，这需要照护者持续性采取措施预防压力性损伤的发生。此外，长期目标也可以在实现一系列短期目标的基础上逐步实现，如部分日常生活功能受损的老年人可以在经过一段时间的康复训练后下逐步恢复。

（二）照护目标的陈述方式

照护目标的陈述方式为"主语+谓语+行为标准+条件+时间状语"。

1.**主语** 指照护对象或照护对象的生理功能或其机体的任何一部分，如不说明即为照护对象。

2.**谓语** 指照护对象将要完成且能被观察到的行为动作，必须用行为动词来说明，如老年人能说出焦虑的心理活动。

3.**行为标准** 指照护对象完成该行为动作所要达到的程度。

4.**条件状语** 指照护对象完成该行为动作所需的条件限定，并非所有照护目标都包括此项。

5.**时间状语** 指照护对象完成该行为动作所需的时间限定，即何时对照护目标进行评价。

例：10日后　　　老年人　　　独立　　　行走　　　30米
　　时间状语　　　主语　　　条件状语　　　谓语　　　动作标准

（三）制订照护目标的注意事项

（1）照护目标是通过实施照护措施后应达到的预期目标或者结果，而非照护活动本身，不能陈述照护者采取的照护措施。如老年人在3天内能记住自己的房间是照护目标，这一目标中主语是老年人，照护目标是老年人预期需要实现的。如果是使老年人在3天内记住自己的房间，主语则是照护者，目的是要求照护者达到这一标准，因此不属于照护目标。

（2）照护目标应简单明了，切实可行，在老年人的能力范围之内。

（3）照护目标应在现有医疗水平和照护技术所能解决的范围以内，要注重整个照护团队之间的协作和配合，如医生、康复治疗师、营养师、社工等。

（4）照护目标应具有明确的针对性，针对特定的照护问题而制订。一个照护问题可有多个照护目标，但一个照护目标不能针对多个照护问题。

（5）照护目标陈述的老年人的行为标准要力求具体，可观察和检测，以便于进行评价。

三、制订照护计划

（一）制订照护计划的原则

1.安全性原则 是制订照护计划的首要原则。老年人随着年龄的增加，身体功能逐渐退化，慢性疾病患病率增高，都可能增加老年人发生安全问题的风险，因此照护者要时刻将照护对象的安全放在首位，提高安全风险防范意识。

2.全面性原则 制订照护计划时要全面考虑照护对象的生理、心理和社会层面的需求，促进老年人生理、心理健康及社会适应能力良好。此外，照护计划应覆盖疾病照护、康复训练、生活照护、疾病预防、健康保健、安宁疗护等，贯穿照护服务的各个方面。

3.以人为本原则 以照护对象为中心，基于对其需求的深刻理解，针对不同的老年人制订出不同的个性化的照护计划，提高其生活质量。

4.共同参与原则 制订照护计划的过程中，照护者可以与老年人及其家属进行深入沟通，由老年人及其家属共同参与其中，力求制订出为老年人所认可的、符合实际情况的、可行性强的最佳照护计划，同时，老年人的依从性也会提高。

5.适度原则 过度的照护会让照护对象留存的功能变得越来越差，因此对于力所能及的事情，应鼓励老年人自己去完成，最大限度地发挥老年人留存的机体功能，促进和维持其独立能力，同时增强老年人的信心及自尊心，提高生活质量。

6.平等性原则 尊重每一位老年人平等享有健康的权利，充分利用现有的人员、设备等制订切实可行的照护计划，保证每位老年人都能获得平等优质的照护服务。

（二）制订照护计划的注意事项

（1）照护计划应具体、明确、可量化、全面，避免笼统。以利于照护团队成员之间通过照护计划有效沟通，并正确执行计划。对照护对象的躯体健康、日常生活心理、精神和社交等诸多方面的需求均应兼顾，同时最大限度上满足其需求。

（2）照护计划应具有科学性。所有的照护计划都应该依据科学依据而制订，以确保照护对象的安全。

（3）照护计划应切实可行。在机构医护人员和医疗设施允许的前提下，同时在照护对象能力承受范围内制订可行性强的照护计划。

（4）照护计划应具有针对性。每一项照护计划都要针对预期的照护目标，而一项照护目标也可通过实施多项照护措施来实现。

（5）制订照护计划时应重视老年人的需求。制订照护计划的过程中应时刻关注老年人自身的需求，不仅要关注"我能为老年人做什么"，更要去思考和发掘"老年人想要我做什么"，将老年人合情合理的个人需求纳入计划内容，并体现在照护计划中。

（三）照护计划团队

个案管理是从"接案、评估、目标、计划、执行、监控、再评值、结案与追踪"8项实务运作流程步骤，通过受过个案管理层级训练的专业人员（个案管理师），对服务对象（个案）提供持续性的医养结合照护服务并兼顾照顾成本与服务质量。以老年人为服务对象称为老年个案管理。个案管理师可协调解决老年人多重与复杂的照护需求，整合碎片化、不连续的照护资源，整合多学科的照护团队，提升服务对象照护质量，同时合理控制成本，是照护计划团队中的重要组织成员，也是构建老年人及家属和照护计划团队其他成员之间的桥梁。

制订照护计划时应整合护理、医疗、营养、康复、社会工作等多方面服务资源，照护计划团队成员涵盖照护者、护士、医师、药师、康复治疗师、心理医师、营养师、社会工作者、后勤部门工作人员、餐饮部门工作人员等，由个案管理师协调组织并做好质量把控，以多学科团队协作模式开展制订个性化的照护计划。

（四）照护计划会议

照护计划的制订多以召开照护计划会议的形式开展，由多学科团队共同参与讨论制订，根据不同老年人的情况将照护计划会议分为3种类型。

1.新住户照护计划会议 适用于新入住养老机构的长住住户、完成住院治疗后或与家人外出居住后重返养老机构的住户（一般指1周以上的时间）。新住户照护计划会议一般应在老年人入住后3日之内完成召开，具体形式可以选择在临近的每周例行照护计划会议固定时间上开展讨论或单独选择时间以即时照护计划会议的形式开展。

2.例行照护计划会议 常适用于入住超过3个月以上的长住住户，具体间隔时长需要根据照护等级来定，照护等级为一级或二级的住户每6个月召开一次例行照护计划会议，照护等级为二级以上或者失智区的住户每3个月召开一次例行照护计划会议。会议时间一般可固定在每周的某一天，将需讨论的案例在例行照护计划会议上集中开展。

3.即时照护计划会议 适用于入住的老年人发生突发事件或意外情况后，如病情发生变化、出现情绪或行为异常、跌倒、压力性损伤等，此外，当入住的老年人或其家属提出特殊照护需求时，均需立即召开照护计划会议来调整照护计划内容。会议形式具有多样化，包括线下会议、电话会议、视频会议等多种形式，按需开展。

四、书写照护计划

Life Story，即人生故事书，是养老机构住户的个人人生回忆录。它起源于英国的一家照护机构。Life Story主要包括住户的文字自述，还可以加入照片，图文并茂，使文字更生动、更有真实感，故事多以第一人称叙事方式展开，细节丰富。

Life Story的内容主要如下。

1.基本信息 包括文化、生活习惯、兴趣爱好、性格、喜欢和禁忌的事物等。

2.家庭 包括家庭成员组成、成员之间的关系等。

3.童年 包括童年难忘的人、事、地、物，挖掘童年经历对现有性格和行为表现的影响关系。

4.学生时代 包括童求学经历、求学过程中印象深刻的人和事。

5.**工作经历** 包括工作经历、工作经历中重要的人和事。

6.**重要的地点** 包括居住地和其他对老年人意义重大的地点等，大到城市，小至具体的某个区域。

个案管理师可以通过访视过程获取的老年人自述故事来丰富其整体形象，帮助照护者探知其行为诱因，同时可以充实与老年人日常沟通的话题，便于提供以人为中心的个性化照护服务。此外，还可以给家属留下一份长辈的礼物，对于开展有温度的照护工作有着重要的意义。

（一）案例介绍

王奶奶，70岁，现入住某养老机构，个案管理师通过访视的途径与王奶奶本人及家属进行深入沟通和交流，了解老年人个性化的生活故事和需求，完善其Life Story（人生故事书），并梳理基本情况，见表3-1。

表3-1　王奶奶基本情况

出生年月	1951年1月
身高/体重	160cm/46kg
文化程度	高中
婚姻状况	1年前丧偶
经济状况	退休金较高
兴趣爱好	看书、看电视、打太极、打麻将
饮食喜好	北方人，喜面食、喜食稀饭、凉拌菜、水果、汤类食物、清蒸鱼、酱牛肉等
性格特点	内向、不善与人交往
工作经历	高中毕业后进入小学做老师，直至退休，爱岗敬业
家庭成员及关系介绍	1个儿子、1个女儿，儿子定居在美国、女儿大儿子去世；1个孙子、1个外孙子、1个外孙女；家庭关系和谐，尤其与孙子女关系较为亲密
既往病史	患高血压5年，肩周炎3年
目前状况	1.长期服用降压药，但因记忆力减退，服药依从性较低，常忘记吃药 2.近几日上呼吸道感染，咳嗽症状较严重，痰液较多不易咳出 3.因受凉肩周炎病情加重，疼痛难忍，目前双上肢上举困难，不能做梳头动作，穿脱衣困难 4.因咳嗽外加疼痛，近几日晚上入睡较困难，晚上会起夜2~3次 5.老伴去年因心肌梗死去世，老两口感情很好，自老伴去世后王奶奶常愁眉不展，情绪低落，进食量也减少 6.记忆力和方向感均较差，今早在养老机构办理入住后寡言少语，因不熟悉环境而不敢外出
个人诉求	希望咳嗽症状减轻，改善睡眠质量，尽快熟悉机构环境，希望家人可以增加陪伴时间

（二）照护计划示例

从王奶奶的病情、日常生活活动、精神状态、感知觉与沟通评估、社会参与等方面进行系统的评估，同时老年人自述希望咳嗽症状减轻，改善睡眠质量，每天中午1小时的午睡对她也很重要，希望不被打扰；希望尽快熟悉机构环境，认识新的朋友；另外，希望家人可以增加陪伴时间。根据评估结果和老年人自述照护需求，明确照护问题、制订照护目标、制订照护措施，见表3-2。

表3-2　王奶奶照护计划

照护问题	照护目标	照护措施	执行人员
1.上呼吸道感染	1周内老年人上呼吸道感染症状减轻	1.遵医嘱协助口服抗感染药物，每日2次 2.遵医嘱进行雾化吸入，每日1次 3.护士指导老年人学会深呼吸和有效咳嗽 4.保证老年人充足的休息，多饮水 5.与营养师沟通，给予低盐、低脂、清淡、易消化且营养丰富的饮食，提高机体抵抗力	医生 护士 护理员 营养师
2.肩关节疼痛	2周内老年人疼痛感减轻	1.使用面部表情图等疼痛量表评估老年人疼痛的程度 2.遵医嘱协助老年人使用外用药物缓解疼痛 3.遵医嘱使用物理因子治疗方法缓解疼痛，包括红外线局部照射、中药熏蒸 4.指导老年人通过深呼吸、音乐、身体放松等方法缓解疼痛	医生 护士 护理员 康复师
3.睡眠情况差：与上呼吸道感染、肩关节疼痛有关	1周内老年人睡眠情况改善	1.评估并记录老年人每日睡眠次数、时间长短、起夜次数、睡眠深度、质量等情况 2.每日固定睡眠时间，协助建立规律的睡眠习惯 3.为老年人选择舒适、合适的寝具 4.每天午睡和晚上睡前，卧室进行通风换气，调节合适的温湿度，布置安静、舒适、光线适宜的睡眠环境，午睡1小时不要提前叫醒打扰睡眠 5.指导老年人减少日间饮茶，午睡时间不宜过长 6.积极采取措施控制感染，缓解肩周疼痛，促进舒适，改善睡眠	护士 护理员
4.生活自理能力下降：与肩周炎导致上肢活动受限有关	2周内老年人能完成梳头动作，独自完成穿脱衣物	1.与医生和康复师沟通，制订个性化的康复训练方案，包括作业治疗和运动治疗，协助康复治疗师完成训练 2.指导老年人完成梳头、爬墙、揽腰练习 3.遵医嘱使用物理因子治疗方法缓解疼痛，包括红外线局部照射、中药熏蒸	医生 护士 护理员 康复师
5.高血压用药管理	3天内规律降压药使用	1.遵医嘱协助老年人正确服用降压药物 2.每日监测血压，早晚各一次	护士
6.焦虑、抑郁等不良情绪	短期目标：1周内老年人焦虑、抑郁症状减轻 长期目标：1个月后老年人不良情绪好转	1.尊重老年人表达，耐心倾听老年人的感受，在情绪、知识、身体等方面协助老年人克服疾病带来的情绪困扰 2.介绍老年人与机构的老年人认识，寻找性情相投的老年人结伴，鼓励参与活动 3.引导并动员老年人子女常来探望，陪伴就餐，参与照护活动，充分发挥家人的情感支持，按需探望，每周至少1次 4.为老年人安排喜欢的电视节目，每日1次 5.指导老年人熟悉机构的图书馆，掌握了解借取图书的操作方法和注意事项，介绍老年人感兴趣的书籍和报纸 6.病情稳定后，安排老年人安排参与打太极、打麻将等集体活动，每周2~3次 7.进行心理健康疏导和宣教，每周2次	个案师 心理医师 护士 护理员 社工

续表

照护问题	照护目标	照护措施	执行人员
7.不熟悉机构环境	3天内记住自己房间 7天内熟悉养老机构环境	1.带领老年人熟悉机构的环境，病情允许的情况下，每日1次 2.协助老年人在其房门口摆放自己熟悉或者喜欢的物品，如相片，便于记住房间位置 3.介绍老年人与同区域老年人认识，尤其是有相似经历、兴趣爱好的老年人，并组织共同参与活动	护理员 社工
8.有营养失调的风险：与进食量减少有关	1个月内进食量恢复正常	1.在不与疾病冲突的前提下给予营养丰富、味道可口的饮食，饮食要求低盐、低脂、清淡、易消化且营养丰富，并根据老年人自己的饮食习惯和爱好，适当增加稀饭、凉拌菜、水果、汤类食物、清蒸鱼、酱牛肉等，主食增加面食比例 2.组织老年人与照护区域其他老年人共同进餐 3.与家属一起做好情绪疏导，鼓励家人增加陪同就餐 4.每周测量体重，体重增减维持在5%左右	护理员 社工 营养师 餐饮部门工作人员
9.有跌倒的风险：与高血压、晚上起夜、进食量减少有关	照护期间无跌倒发生	1.监测血压，遵医嘱使用降压药 2.加强巡视，教导按铃，进行防跌倒宣教 3.保证营养摄入充足且均衡	护士 护理员 营养师

养老机构日计划、周计划、月计划流程格式参考见表3-3。

表3-3 养老机构照护计划流程

日计划			
每日	照护时段	照护项目	照护内容
上午	6：00	基础护理	测量血压
	6：00~7：30	生活照护	协助清洁
			如厕
			穿衣
	7：30~8：30	生活照护	餐厅进食
	8：30~9：00	基础护理	协助用药
	9：00~9：30	活动组织	观看电视节目或者阅读书籍
	9：30~10：30	康复护理	物理因子治疗
			肢体功能训练
	10：30~11：30	活动组织	户外集体活动
中午	11：30~12：30	生活照护	餐厅进食
	12：30~13：00	基础护理	协助用药
	13：30~14：30	生活照护	睡眠照护，教导按铃
下午	14：30~15：00	康复护理	物理因子治疗
	15：00~15：30		肢体功能训练
	15：30~17：00	活动组织	电视节目或者书籍观看
			康乐活动/社交活动

续表

	17：00~18：30	生活照护	餐厅进食
下午			
	18：30~19：00	基础护理	协助用药
晚上	19：00~21：00	生活照护	睡前准备
	21：00~6：00	生活照护	睡眠照护/夜间巡视/叫醒如厕
每日，按需		心理护理	心理疏导
每日，按需		生活照护	疼痛照护
周计划			
周三、五	15：30~17：00	心理护理	心理健康宣教
周四	6：30~8：00	体重测量	晨起空腹测量体重
周末/按需	8：30~17：00	社会支持	家属探望和陪伴
月计划			
每月	1号	生活护理	理发
每季度	第1周周二	疾病照护	医疗检查
每季度	第1周周四	康复护理	综合评估

【任务检测】

【课堂笔记】

（李　科）

项目一　清洁照护技术

【学习目标】

知识目标　掌握老年人床上擦浴的目的、注意事项及擦浴技术中的观察要点。

能力目标　1.能规范对卧床老年人进行床上擦浴。

2.能正确指导老年人配合床上擦浴。

素养目标　1.关心老年人的需要，具备在老年人清洁照护中的安全意识。

2.具有良好的协调、沟通意识与能力，善于与老年人及其家属沟通。

3.尊重老年人，富有耐心、爱心、责任心。

【概述】

清洁是每一个老年人的基本生活需要，也是促进老年人身体健康的重要保证，通过清洁可以使老年人身体感觉舒适、心情愉悦，满足老年人的自尊需要。

【任务情境】

王爷爷，78岁，1个月前不慎跌倒需行髋关节置换术，现卧床休息不能下床活动，且不能自行完成自身清洁需要。假如你是王爷爷的照护者。

任务：请协助王爷爷完成床上擦浴，并保持全身清洁干燥。

思考：在为王爷爷进行床上擦浴时应注意哪些事项？

【任务分析】

床上擦浴是照护者协助制动以及活动受限的老年人在床上进行的皮肤清洁护理。本项目主要介绍床上擦浴的目的、操作要点及注意事项。

床上擦浴的目的如下：①保持皮肤清洁、使老年人舒适；②促进皮肤血液循环，增强其排泄功能，预防皮肤感染及压力性损伤等并发症；③观察老年人一般情况，提供疾病信息；④活动肢体，防止肌肉挛缩和关节僵硬等并发症。

【任务实施】

一、床上擦浴的操作要点

床上擦浴的操作步骤及要点见表4-1。

表 4-1 床上擦浴步骤及要点

操作步骤	操作要点	备注
操作前		
评估	1.老年人：评估老年人病情、意识、自理能力、皮肤情况（感觉、完整性）、带管情况、沐浴习惯、合作程度 2.环境：温度适宜，隐蔽性好 3.照护者：着装整齐，修剪指甲，洗手；热爱岗位，同情、关爱老年人	—
操作准备	1.照护者：核对床尾卡、姓名，查看手腕带，解释，问二便，按需给予便盆器，必要时戴手套 2.环境：调节室温至 22～26℃，关闭门窗、遮挡老年人 3.老年人：协助老年人取舒适体位，根据情况妥善处理各种管道 4.用物 （1）治疗车上层：治疗盘（内备：浴巾2条、毛巾2条、小毛巾3条、浴皂、护肤用品、50%乙醇）、脸盆2个、水桶1个（桶内盛50～52℃热水）、水温计、清洁衣裤和被服、洗手液 （2）治疗车下层：医用垃圾桶、便盆、便盆纸、水桶1个（接盛污水用） （3）其他：屏风	1.意识不清者，向家属解释 2.防止受凉、保护老年人自尊 3.防止管道脱落 4.根据评估情况，如有管道需准备棉签、胶布、弯盘、消毒棉球、止血钳或镊子、治疗碗 5.桶内水温略高于擦洗水温
操作中		
核对解释	将用物携至床旁，核对床尾卡、姓名，查看手腕带，解释，意识不清者，向家属解释	—
擦洗前准备	1.七步洗手法洗手，戴口罩 2.缓慢放平床头及床位，放下近侧床栏，松开床尾被盖 3.将面盆放于床旁桌上，倒入热水至2/3满，用水温计测试水温50～52℃	1.放平床头床尾时，动作缓慢并随时询问有无不适 2.床栏放下后不能离开或背对，如需离开或背对则拉起床栏
擦洗面颊	1.将微温的小毛巾叠成手套状，为老年人擦洗面颊及颈部 2.擦洗眼部：由内眦洗向外眦，洗完一侧再洗另一测 3.擦洗脸、鼻、颈部：擦洗顺序为前额、颊部、鼻翼、人中、下颌、耳后、颈部。同法擦洗另一侧	耳廓、耳后及颈部皮肤皱褶处要仔细擦洗
擦洗上肢	1.为老年人脱下上衣，铺另一条浴巾于一侧手臂下面 2.先用涂皂液的小毛巾由近心端向远心端擦洗，再用湿毛巾拭去皂液，直至拭净为止，最后用浴巾边按摩边擦干手臂 3.同法擦洗另一侧	1.先脱近侧，后脱远侧，如有外伤，先脱健侧再脱患侧 2.脱下的衣服放于治疗车下层，不可放于地面，以免交叉感染 3.擦洗腋下时，手臂应抬高或外展 4.擦洗对侧时，已擦洗过的手臂应放于被子中 5.天气过冷时，可在被内操作
擦洗胸腹	1.将被子向下折至大腿上部，用浴巾遮盖胸腹部 2.换水并测试水温，用涂皂液的小毛巾自上而下擦洗，再用湿毛巾拭去皂液，直至拭净为止 3.先擦胸部，再擦腹部，顺时针螺旋形擦拭腹部及两侧腰部 4.擦时一手略掀起浴巾	1.注意肚脐部和女性乳房下部的清洁 2.注意保暖

续表

操作步骤	操作要点	备注
擦洗背部	1.翻身取侧卧位，背对照护者 2.浴巾铺于老年人身下 3.由腰骶部沿脊柱向上至肩颈部，再螺旋向下擦洗背部一侧，同法擦洗另一侧 4.分别环形擦洗两侧臀部，擦洗后用浴巾遮盖 5.用湿毛巾以同样的方法拭去皂液，直至拭净为止 6.用50%乙醇按摩背部及受压部位 7.协助老年人穿上清洁衣服，协助老年人平卧 8.盖好被子，撤去浴巾	先穿远侧，后穿近侧；或先穿健侧，再穿患侧
擦洗下肢	1.换水并测试水温，脱下老年人裤子并用浴巾盖上 2.另一张浴巾铺于擦洗部位下面 3.露出近侧下肢，一手扶住老年人下肢的踝部呈屈膝状，另一手由小腿向大腿方向进行擦洗，擦拭后用浴巾遮盖 4.同法擦洗另一侧	1.注意擦洗干净腹股沟处 2.脱裤子方法同上衣
浸泡双脚	1.换水并测试水温，更换盆及毛巾，将被子尾部向左侧打开暴露双足，取软枕垫在老年人膝下支撑 2.盆移于老年人足下，盆下先铺好浴巾，以免浸湿床单 2.老年人屈膝，将双脚同时或先后放入盆内浸泡，再抬起涂擦皂液并揉搓，再放入盆中浸泡，擦洗干净 3.取出足盆，两脚放于浴巾上，用专用毛巾擦干足部，放入被中	1.浴盆也可放于床旁椅上泡足，必要时在足根、内外踝用50%乙醇按摩 2.注意洗净脚趾及趾缝
擦洗会阴	1.换水并测试水温，换专用盆和专用小毛巾，协助老年人清洗会阴 2.清洁会阴时臀下垫浴巾或便盆，戴好手套，将专用小毛巾浸湿拧干 3.老年女性擦洗：由阴阜向下至尿道口、阴道口、肛门，边擦边转动毛巾，清洗毛巾分别擦洗两侧腹股沟部位 4.老年男性擦洗：由尿道外口、阴茎、阴囊、腹股沟、肛门。随时清洗毛巾，直至清洗无异味 5.撤去浴巾或便盆、脱下手套，协助老年人更换清洁裤子 6.为老年人盖好被子，开窗通风	1.穿裤子方法同上衣 2.若有管道者，妥善固定各种管道 3.会阴擦洗由前向后擦洗，避免残留大便污染会阴部，引起感染
操作后		
评估老年人	擦洗后评估老年人的意识、精神状况、皮肤完整性及是否受凉	—
整理用物	1.协助老年人取舒适体位 2.整理床单位 3.整理用物，分类放置	—
洗手记录	记录老年人擦洗部位、皮肤完整性及在操作过程中是否存在异常情况	—

二、床上擦浴的注意事项

（1）老年人全身擦浴1周一次即可。室温不可低于22℃，水温保持在50℃左右，并且要不断地更换热水，保证水温。

（2）在擦浴时要关好门窗，同时要准备好大浴巾，随时为老年人盖好身体，减少皮肤外露的面积和时间，保护隐私的同时要避免老年人着凉。

（3）尽量少地消耗老年人的力气，可以采用局部擦拭法，即一部分一部分地进行擦拭。减少老年人的翻身次数，可以一侧一侧地擦拭。老年人自己可以完成的部分让其自己完成，锻炼老年人的残存机能。

（4）如果要为老年人更换新的衣物及尿不湿等，要事先准备好替换物品，避免照护者慌乱，因为这会延长擦浴时间，消耗老年人的体能，增加受凉的概率。

（5）为老年人擦浴时，要从老年人的末梢向中枢神经方向擦拭，不可力度过大，不可多次反复擦拭，避免老年人皮肤受损。避开外伤。

（6）擦浴的过程中，要注意观察老年人的身体状况，要与老年人进行交流沟通，也要留意老年人的皮肤状况，有异常、红肿、破损等，早发现，早处理，预防压力性损伤的发生。

【任务检测】

【课堂笔记】

（吴　玲）

项目二　饮食照护技术

【概述】

饮食与营养是维持生命的最基本需要，是维持、恢复、促进健康的基本手段。对患病老年人来说，科学、安全的进食对维持营养、增强机体抵抗力、促进康复起着重要的作用，还可以避免因进食不当引起误吸甚至窒息等严重并发症。但不同程度功能障碍的老年人，如何选择喂食方式、喂食内容、喂食量、喂多少，如何评估是照护者必备的知识。

任务一　协助进餐

【任务情境】

李爷爷，72岁，脑出血术后后遗症期老年人，意识清楚，上肢肌力3级，无口角歪斜，但无法独立进食。

任务：请协助李爷爷进餐。

【任务分析】

老年人由于年龄增长、生理机能减退、疾病等因素的影响，饮食习惯及饮食要求发生改变，其进食和普通人进食有很大的区别。本任务主要介绍如何正确协助老年人进食。

一、老年人的营养需求

根据2022年《中国老年人膳食指南》、2022年《中国居民膳食指南》及老年人自身的机体状态、疾病情况进行营养制定。

1.热量　老年人基础代谢降低、活动量减少，热量需求也减少，老年人全天的热量供给可根据体重进行计算，平均约3000kcal，其中碳水化合物、脂肪、蛋白质的热能分别是60%~70%、20%~25%、10%~15%。

2.蛋白质 老年人机体蛋白消耗大，因此需丰富和优质的蛋白质，可食用鱼、虾、禽肉、牛奶、大豆及豆制品等优质蛋白。

3.碳水化合物 是老年人热量的主要来源，但老年人对血糖的调节能力减弱，因此应控制糖果、精制甜点心摄入量，可选用一些含果糖多的食物，如各种水果、蜂蜜等替代。

4.脂肪 老年人胆汁分泌减少，脂肪代谢减慢，血脂偏高，因此少食饱和脂肪酸、胆固醇高的食物，少食动物油，烹饪油以植物油为主，每日控制在20g左右。

5.维生素 多食新鲜瓜果、绿叶蔬菜，每日不少于300g，新鲜蔬菜、水果200~350g。

6.无机盐及微量元素 老年人容易缺乏铁、钙。因此可适当增加瘦肉、黑木耳、紫菜、豆类、奶类的摄入。

7.水分 老年人每天的饮水量应不低于1200ml，以1500~1700ml为宜。饮水首选温开水，少用咖啡和茶水。

二、老年人的饮食原则

1.膳食结构科学，营养素全面均衡 老年人膳食要粗细搭配，做到低脂肪、低胆固醇、低盐、低糖、高膳食纤维、适当蛋白质，即"四低、一高、一适当"。

2.全天食量分配合理 早餐30%，午餐40%，晚餐30%，早餐要精，午餐要饱，晚餐要少。

3.烹饪方式健康 老年人宜多采用炖、煮、蒸、烩、焖、烧等方式进行烹调，少用煎炸、熏烤等方法制作食物。

【任务实施】

一、协助进餐的操作要点

协助进餐的操作步骤及要点见表4-2。

表4-2 协助进餐步骤及要点

操作步骤	操作要点	备注
操作前		
评估	1.老年人：评估老年人的病情、上肢肌力、协调能力、吞咽反射情况 2.环境：安静整洁，光线明亮，适合进餐 3.照护者：着装整洁，修剪指甲，洗手；热爱岗位，同情、关爱老年人 4.用物：适宜的食物	食物种类、性状、温度合适，饮食无变质
操作中		
沟通解释	1.询问老年人进食前是否需要上厕所并协助其完成 2.根据老年人情况准备床旁桌、轮椅桌、靠垫、枕头、毛巾等	—
体位选择	1.坐位 2.半卧位：30°~45° 3.侧卧位：床头抬高30°	注意颈部屈曲

续表

操作步骤	操作要点	备注
协助进餐	1.食物温度合适，以不烫手为宜 2.食物性状：微稠、中稠、高稠的食物 3.选择合适的餐具：柄长而宽、勺薄而扁的椭圆勺 4.进食一口量：食物占勺的1/3～1/2为宜 5.送入口腔位置：舌前1/3处，向下向后压 6.指导吞咽：吞咽与空吞咽交替进行、点头样吞咽、侧方吞咽 7.进餐后漱口	1.根据老年人吞咽功能情况选择食物形状及进食一口量 2.待老年人完全咽下后再喂下一口
操作后		
老年人体位	进餐后保持体位30分钟后再卧位休息	防止食物反流
整理用物	整理用物，清洁餐具，必要时消毒	—
洗手记录	记录进餐时长、进食量、老年人表现	—

二、协助进餐的注意事项

（1）协助进餐速度宜慢，不仅有利于食物的消化吸收，还可以预防呛咳和噎食。

（2）进餐过程中，突发意外时要立即停止进食，评估是否需要进一步就医治疗。

（3）进餐后要预防老年人出现隐性误吸，因此需观察老年人有无精神萎靡、神志淡漠、反应迟钝等。

任务二　鼻饲法

【任务情境】

王奶奶，80岁，脑出血术后留有吞咽功能障碍，不能自主吞咽，需鼻胃管帮助进食。

任务：请通过鼻胃管为王奶奶喂食匀浆食物200ml。

思考：鼻胃管进食时需注意哪些安全风险？

【任务分析】

鼻饲法主要是为昏迷、不能经口和张口的老年人提供食物、药物，以满足其营养和治疗的需要，老年人由于胃肠功能减退、疾病因素影响，鼻饲时需注意食物的性质、进食量及进食后反应。本任务主要介绍鼻饲的操作要点及注意事项，以指导安全鼻饲。

根据老年人的机体功能状态、消化能力及身体需要，鼻饲饮食可分为以下3大类。

一、混合奶

混合奶适用于身体虚脱、消化功能差的老年人。主要成分有牛奶、豆浆、鸡蛋、米粉、豆粉、藕粉、鸡汤、肉汤、果汁、菜汁等，其特点为营养丰富，易消化、吸收。

二、匀浆混合奶

匀浆混合奶适用于消化功能好的老年人。是将混合食物搅拌打碎成均匀的混合浆液。主要成分有牛奶、豆浆、豆腐、煮鸡蛋泥、煮蔬菜、肉末、烂饭、稠粥、煮水果、馒头、植物油、白糖、盐等，其特点为营养平衡、富含膳食纤维、配置方便、口感好、易消化。

三、要素饮食

要素饮食适用于患有非感染性严重腹泻、慢性消耗性疾病及消化不良的老年人。是一种简练精制的含有人体所需的易于消化吸收的营养成分的食物，主要成分包括游离氨基酸、单糖、维生素、脂肪酸、无机盐、微量元素等，其特点为可直接被肠道吸收和利用，为人体提供热能及营养。

【任务实施】

一、鼻饲的操作要点

鼻饲的操作步骤及要点见表4-3。

表4-3　鼻饲步骤及要点

操作步骤	操作要点	备注
	操作前	
评估	1.老年人：评估老年人的病情、意识、身体状况、鼻饲种类、有无腹泻、便秘情况 2.环境：安静整洁，光线明亮，适合进餐 3.照护者：着装整洁，修剪指甲，洗手；热爱岗位，同情、关爱老年人 4.用物：鼻饲饮食、温开水、注射器、纱布块、皮筋、别针、干毛巾	鼻饲饮食无变质
	操作中	
沟通解释	1.对能沟通的老年人，向其解释操作目的、操作方法、配合要点 2.对不能沟通的老年人，向其家属进行解释沟通	—
体位选择	1.坐位或半坐位：适用于上半身功能较好的老年人 2.平卧位：床头摇高或枕头垫高30°～45°，头偏向一侧 3.颌下垫干净的干毛巾	—
检查鼻饲管	1.固定：有无松动，局部皮肤是否完好 2.长度：插入的长度是否与鼻饲管标记的长度一致 3.胃管是否在胃内：先检查口腔有无胃管盘曲，若无再进行"一抽、二听、三看、四比、五照" （1）抽：空针回抽有无胃液 （2）听：听诊器气过水声 （3）看：胃管末端有无气泡 （4）比：pH试纸法、比色式二氧化碳检查法、比酸碱度 （5）照：X线照射检查胃管位置	1.回抽胃液时检查胃液的性质、颜色、量 2.若老年人长时间禁食禁饮，胃酸分泌减少，"一听、二看"无法判断；若老年人胃肠道胀气，"三看"可有气泡 3.X线检测法是"金标准"

续表

操作步骤	操作要点	备注
进食鼻饲	1.检查食物：温度合适（38~40℃），以手腕部不烫手为宜。现配现用或在24小时以内冰箱保存复温的食物 2.温水冲管：20ml温开水冲管，检查胃管是否通畅，同时润滑管腔，刺激胃液分泌 3.注入鼻饲液：每次50ml/管，缓慢推注，速度10~13ml/分钟，每次总量＜200ml。两次鼻饲间隔＞2小时 4.温开水冲管：鼻饲结束后，30~50ml温开水冲管，防止食物残渣堵塞鼻饲管 5.固定鼻饲管：反折鼻饲管，并用纱布包裹，固定于老年人衣领下方	鼻饲药物时，药物要碾碎，避免堵塞管道
操作后		
老年人体位	进餐后保持体位30分钟后再卧位休息	防止食物反流
整理用物	清洁注射器，并浸泡消毒（每周更换1次）	—
洗手记录	记录鼻饲时间、鼻饲量、老年人有无不适	—

二、鼻饲的注意事项

（1）对长期鼻饲的老年人，能自理的老年人应早晚刷牙，不能自理的老年人应每日晨晚间做口腔护理，以保持口腔清洁卫生，以免感染。

（2）鼻饲前检查胃管固定情况，若发现黏性不足，随时更换，检查固定部位的皮肤情况，经常更换粘贴部位，保护局部皮肤。

（3）鼻饲时观察老年人反应，若出现恶心、呕吐等情况，立即停止鼻饲。鼻饲后观察老年人有无腹泻、腹胀、便秘等情况，以指导调整鼻饲饮食、鼻饲的量等。

【任务检测】

【课堂笔记】

（李燕萍）

项目三　睡眠照护技术

【概述】

老年人常常因疾病或治疗需要而影响睡眠，出现精神不振、头晕，甚至有跌倒等危险。因此，照护者需要关注睡眠问题，找出影响老年人睡眠的影响因素，采取合理的护理措施。

【任务情境】

李爷爷，80岁，半自理老年人，既往有高血压和慢性支气管炎，近期睡眠不好，表现为入睡困难，夜间常常醒来，白天头晕无力，脾气暴躁。

任务：请帮李爷爷改善睡眠。

【任务分析】

一、影响睡眠的因素

①生活环境改变；②操心、紧张、精神压力大；③患病导致被动体位；④长期饮用咖啡、浓茶；⑤长期服用安眠药；⑥留置导管、引流管等；⑦疼痛；⑧环境因素；⑨年龄增长导致机体问题；⑩精神疾病。

二、睡眠障碍的照护指导

指导老年人养成良好的睡眠习惯；按时就寝；餐食适宜；避免刺激；安排舒适的睡眠环境；促进老年人身体的舒适，诱导睡眠；创造睡眠条件反射；心理慰藉。

【任务实施】

睡眠照护的操作步骤及要点见表4-4。

表4-4　睡眠照护技术操作步骤及操作要点

操作步骤	操作要点	备注
操作前		
评估	1.评估老年人的意识状态、自理能力及身体状况，评估老年人近期状况，了解睡眠异常的原因	—
	2.环境安静整洁，光线适中，适合操作	—
	3.老年人排便、排尿、洗漱完毕	—
	3.照护者着装整洁，修剪指甲，洗手	—

续表

操作步骤	操作要点	备注
	操作中	
沟通解释	询问老年人的床号、姓名，了解老年人以往睡眠习惯及睡眠环境，并讲解促进睡眠的方法及注意事项	—
调整环境	调整环境的光线，保持环境安静和舒适	—
睡眠观察	1.定时巡视，观察老年人睡眠情况	夜间温度低，为老年人加盖毛毯
	2.观察内容：①一般睡眠状况，包括入睡时间、觉醒时间及次数、总睡眠时间等；②异常睡眠状况，包括入睡困难、不能维持睡眠、昼夜颠倒现象、睡眠呼吸暂停、夜间阵发性呼吸困难、嗜睡等	对于身体状况不佳者，加强观察巡视
	操作后	
整理用物	关闭房门	—
洗手记录	记录老年人睡眠情况，包括一般睡眠情况、异常睡眠表现，以及采取的措施	记录详细、字迹清楚

【课堂笔记】

（祁俊菊）

项目四　皮肤管理技术

【概述】

　　老年人由于衰老、疾病影响或因治疗的需要，身体活动常常会受到限制，需要照护者辅助进行体位摆放及翻身。

任务一　体位摆放

【任务情境】

　　李奶奶，76岁，1个月前突发脑梗死，遗留肢体痉挛，现病情好转出院转至养老机构。假如你是李奶奶的照护者。

　　任务：请指导李奶奶进行抗痉挛体位摆放。

　　思考：如何指导李奶奶进行健侧卧位、患侧卧位、仰卧位及床上坐位等体位摆放?

【任务分析】

　　体位摆放是根据治疗、护理及康复的需要对老年人采取并能保持的身体姿势和位置。本任务主要介绍体位摆放的作用、类型、适用对象、准备、操作要点及注意事项。

一、体位摆放的作用

（1）预防或减少痉挛和畸形的出现。

（2）保持躯干和肢体功能状态。

（3）预防并发症及继发性损害的发生。

二、体位摆放的类型及适用对象

体位摆放包括脑损伤老年人和脊髓损伤（高位）老年人抗痉挛体位摆放、骨关节疾病老年人的功能位及烧伤老年人抗挛缩体位摆放。适用对象如下。

（1）因发育障碍、疾病或创伤而导致躯体功能障碍的老年人。

（2）长期卧床老年人。

三、体位摆放的准备

1.用物准备 准备大小、数量合适的软枕，必要时准备适合的支具。

2.环境准备 病室安静整洁，光线充足，适宜操作，关闭门窗（或窗帘），请无关人员回避，保护好老年人隐私。

3.照护者准备 衣帽整洁，洗手戴口罩。

4.老年人准备 处于安静状态，配合操作。

【任务实施】

一、体位摆放的操作要点

体位摆放的操作步骤及要点见表4-5。

表4-5 体位摆放步骤及要点

操作步骤	操作要点	备注
	操作前	
评估	1.老年人：评估老年人病情、意识状态及配合能力；损伤部位、有无管道；需要摆放的体位 2.环境：安静整洁，光线明亮，地面无水迹、油渍，周围无障碍物 3.照护者：着装整洁，修剪指甲，洗手；热爱岗位，同情、关爱老年人 4.用物：软枕4~5个	—
	操作中——偏瘫老年人抗痉挛体位摆放	
沟通解释	向老年人解释体位摆放的目的及配合要点	—
健侧卧位	1.健侧在下，患侧在上，头部垫枕 2.患侧上肢伸展位置于枕上，使患侧肩胛骨向前向外伸，前臂旋前，手指伸展，掌心向下 3.患侧下肢向前屈髋屈膝，并完全由枕头支持，注意足不能翻悬在枕头边缘	—
患侧卧位	1.患侧在下，健侧在上，头部垫枕 2.患臂外展前伸旋后，患侧肩部尽可能前伸，以避免受压和后缩，上臂旋后，肘与腕均伸直，掌心向上 3.患侧下肢轻度屈曲位放在床上，健腿屈髋屈膝向前放于软枕上，健侧上肢放松，放在胸前的枕上或躯干上	1.取患侧卧位时，患肩轻轻向前拉出，避免受压和后缩。患侧腕及手指充分打开，不建议在手中抓握物品 2.患侧体位是最重要的体位，可以增加患侧的感觉刺激，促进本体感觉输入，对抗患侧肢体痉挛，利于健侧手的活动
仰卧位	1.头部用软枕良好支撑 2.患侧肩胛和上肢下垫一软枕，上臂旋后，肘与腕均伸直，掌心向上，手指伸展位，整个上肢平放于枕上 3.患侧髋下、臀部、大腿外侧放在垫枕，防止下肢外展、外旋；膝下稍垫起，保持伸展微屈	1.仰卧位时足摆成中立位，预防足下垂 2.应尽可能减少使用仰卧位，以免引起异常反射活动

操作步骤	操作要点	备注
床上坐位	1.床铺尽量平整，老年人下背部放枕头 2.头部：不要固定，能自由活动 3.躯干：伸直 4.臀部：90°屈曲，重量均匀分布于臀部两侧 5.上肢：伸展放于一张可调节的桌子上面，桌上放一软枕	—
操作中——脊髓损伤老年人抗痉挛体位摆放		
沟通解释	向老年人解释体位摆放的目的及配合要点	—
仰卧位	1.头部垫枕，将头两侧固定 2.肩胛下垫枕，使肩上抬前挺、肘关节伸直、前臂旋后、腕背伸、手指微曲	—
侧卧位	1.头部垫枕 2.上侧上肢保持伸展位，下肢屈曲位 3.将下侧肩关节拉出以避免受压和后缩，臂前伸，前臂旋后，肢体下均垫软枕 4.背后用软枕靠住，以保持侧卧位	侧卧位时采取轴线翻身护理技术，3人同步轴线翻身，尽量使头部和脊椎保持正常对线，背后用长枕靠住，保持侧卧位，避免脊柱扭曲
操作后		
体位更换	每2小时更换体位	—
整理用物	整理用物	—
洗手记录	记录体位摆放时间、皮肤情况、老年人有无不适	—

二、体位摆放的注意事项

（1）体位摆放应经常变换，一般2小时变换一次，不要在同一姿势上停留过长时间，以免发生压力性损伤。

（2）早期指导老年人进行康复训练，促进患肢静脉回流，减轻周围组织粘连，降低各类并发症的发生。

（3）枕头柔软，大小、厚度合适；使用矫形器时应注意选用大小合适的柔软衬垫，避免压力性损伤的发生。

（4）注意避免紧张、焦虑、体温过低等，以免引起肌张力增高。

（5）摆放体位时注意保护老年人隐私，保证老年人安全。

（6）摆放体位时正确用力，避免拖、拉、拽，以防因摩擦力和剪切力造成老年人皮肤损伤。

任务二　翻身技术

【任务情境】

冯爷爷，81岁，1个月前突发脑卒中，不能自主活动，现病情好转出院转至养老机构。假设你是冯爷爷的照护者。

任务：请协助冯爷爷进行体位更换。

思考：如何协助冯爷爷安全有效地进行翻身？

【任务分析】

翻身作为自理生活的第一步，老年人利用残存肢体能力带动瘫痪肢体，在辅助下或独立地进行翻身。本任务主要介绍翻身技术的作用、类型、适用对象、操作要点及注意事项。

一、翻身技术的作用

（1）协助卧床老年人更换体位，使老年人舒适、安全。

（2）使身体各部分肌肉轮换承受身体的重量，减少局部长期受压导致压力性损伤发生的机会。

（3）减少并发症，如坠积性肺炎、关节畸形、深静脉血栓等。

（4）便于病情的观察，提供更好的治疗和护理。

二、翻身技术的类型及适用对象

翻身技术包括主动向健侧翻身法、一人翻身法、二人翻身法、三人翻身法（图4-1至图4-4）。

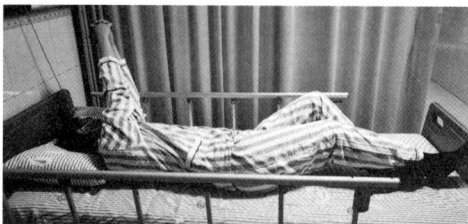

图4-1　主动向健侧翻身法

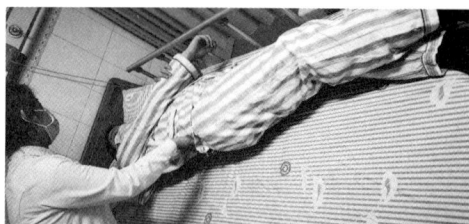

图4-2　一人翻身法

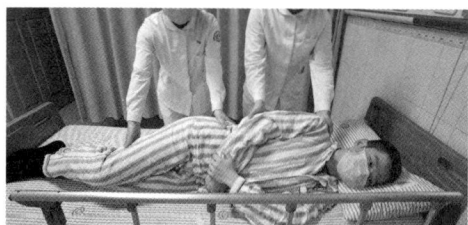

图4-3　二人翻身法

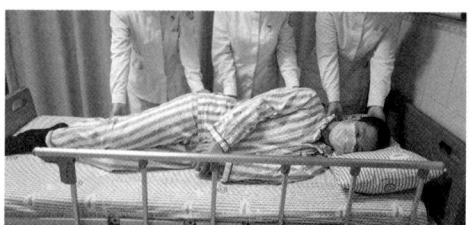

图4-4　三人翻身法

翻身技术的适用对象如下。

1.主动向健侧翻身法　适用于一侧肢体部分活动障碍者。

2.一人翻身法　适用于能清醒配合翻身及抓握床栏，且全身无重要管道者：由一人协助翻身、保护即可。

3.二人翻身法　适用于脊椎受损或脊椎手术后者、截瘫者或体重较重者。

4.三人翻身法　适用于颈椎损伤、颅骨牵引的老年人或体重过重者。

【任务实施】

一、翻身技术的操作要点

翻身的操作步骤及要点见表4-6。

表4-6　翻身操作步骤及要点

操作步骤	操作要点	备注
	操作前	
评估	1.老年人：评估老年人病情、意识状态、体重及配合能力；心理状态、肢体活动能力、沟通理解及合作能力、需求 2.环境：安静整洁，光线明亮，地面无水迹、油渍，周围无障碍物 3.照护者：着装整洁，修剪指甲，洗手；热爱岗位，同情、关爱老年人 4.用物：软枕适量	—
	操作中	
沟通解释	向老年人解释翻身的目的及配合要点	
主动向健侧翻身法	1.Bobath握手（双手十指交叉相握，患手拇指在上方），老年人用健足从患侧腘窝处插入并沿患侧小腿伸展，将患足置于健足上方 2.伸肘屈膝用力向健侧摆动，健侧脚蹬床，同时转头、转肩，完成翻身动作	翻身时注意保护老人，防止摔伤
一人翻身法	1.站位：护理人员于老年人背侧，帮助老年人移去身下枕头，取平卧位 2.体位：双腿屈曲，指导老年人一手抓握对侧床栏 3.移动老年人：协助指导老年人自行挪动身体，移向床单位中线护理人员侧床旁 4.翻身：护理人员发口令，两人同时用力：老年人双腿用力蹬床面，手抓床栏辅助；操作者协助轻推老年人翻至对侧，并垫枕	翻身时注意节力原则
二人翻身法	1.站位：A位于老年人近侧，B位于老年人背侧 2.体位：帮助老年人移去身下枕头，平卧位，两臂交叉放于胸前，双腿屈曲 3.移动老年人：两人分别抓住靠近老年人肩、腰、臀处的翻身单，将老年人整体移向床单位中线偏B侧床旁 4.翻身：A发出口令，B托老年人的肩、臀，轻推老年人；A抓住老年人的肩、臀处的翻身单，拉老年人；二人合力将老年人转至面向A的侧卧位	—
三人翻身法	1.站位 （1）A于老年人近侧头胸部 （2）体重过重者、躁动老年人暂经镇痛镇静后，B于老年人近侧腰部；四肢骨折、下肢骨折有牵引、有重要管道者，B保护骨折肢体，维持牵引，保护管道，协助翻身 （3）C于老年人背侧 2.体位：帮助老年人移去身下枕头，平卧位，两臂交叉放于胸前，双腿屈曲（下肢骨折者无须屈腿） 3.移动老年人：三人分别抓住靠近老年人肩、腰、臀处的翻身单，将老年人整体移向床单位中线偏B侧床旁翻身 （1）有重要管道者，由扶管者B发口令，其余情况均由A发出口令 （2）A抓住老年人肩、臀处的翻身单，拉老年人 （3）C托老年人的肩、臀，轻推老年人 （4）B协助，三人合力将老年人转至面向A的侧卧位	注意保护管道，防止牵拉

续表

操作步骤	操作要点	备注
	操作后	
观察	翻身后的生命体征、神志变化、引流管引流情况等	—
整理用物	整理床单元：拉上床栏保护，盖好盖被或被单；整理安置各种引流管（袋）高度并妥善固定	—
洗手记录	记录翻身时间、翻身体位、皮肤情况、老年人有无不适	—

二、翻身技术的注意事项

（1）应经常变换，普通者一般2小时翻身一次，背部、骶尾部皮肤娇嫩者，应增加翻身频率。

（2）清醒者先询问主诉要求，尽量按老年人意愿，结合病情进行翻身操作。

（3）翻身相对禁忌证：血流动力学不稳定者；全身大面积烧伤卧悬浮床者不需要翻身。对翻身不耐受者：翻身后可能造成老年人不适或生命体征不稳定者，酌情暂停翻身。

（4）老年人拒绝翻身时应给予健康教育，根据其皮肤情况和病情决定是否继续予以翻身。

（5）躁动不配合者必须在药物镇静、镇痛后，不妨碍操作安全的前提下进行。

【任务检测】

【课堂笔记】

（徐樱月）

项目五　转移照护技术

【概述】

老年人由于衰老、疾病或治疗的需要，身体活动常常会受到限制，需要转移工具(如助行器、轮椅甚至平车等)进行转运。

任务一　助行器的使用

【任务情境】

王爷爷，78岁，1个月前不慎跌倒行髋关节置换术，现病情好转出院转至养老机构。假如你是王爷爷的照护者。

任务：请指导王爷爷进行行走功能训练。

思考：如何指导王爷爷选择合适的助行器？

【任务分析】

助行器是辅助人体支撑体重、保持平衡和行走的器具，是老年人常用的一种辅助器具。本任务主要介绍助行器的作用、类型、适用对象、使用方法、操作要点及注意事项。

一、助行器的作用

(1)帮助老年人行走、提高运动能力。

(2)提高自理能力、改善生活质量和心理状态。

(3)节省体力和人力资源，减轻照护者负担。

(4)有效降低跌倒的风险。

二、助行器的类型及适用对象

助行器根据其适应证不同，分为杖类助行器和架式助行器。

（一）杖类助行器

1.**手杖**　包括单脚手杖、三脚手杖、四脚手杖、带座式手杖、多功能手杖、盲人手杖等。单脚手杖由于其支撑面积小，其主要适用于握力好、上肢支撑能力较强的老年人；三脚手杖和四脚手杖支撑面积较广且较稳定，是老年人的首选手杖。

2.**腋杖**　适用于上肢功能健全、下肢功能存在中度障碍的老年人，如截瘫、下肢肌力减退、一侧下肢手术后等不能完全负重等情况（下肢骨与关节损伤及骨折术后、关节置换术后等）。

3.**肘杖**　适用情况同腋杖，当老年人躯干过度前倾、腋窝软组织损伤、局部血管和神经损伤时，肘杖可以代替腋杖。

（二）架式助行器

1.**固定式助行架**　适用于下肢能维持身体平衡、上肢肌力较好的老年人。由于其使用时需双手抬起向前移动，待助行器稳定放下后脚才能向前跨步，因此移动速度较慢。

2.**交替式助行架**　适用于下肢肌力较差、不能支撑身体维持平衡的老年人。由于其使用时两侧交替移动前行，因此一般多见于康复场所使用。

3.**轮式助行架**　包括四轮式助行架和两轮式助行架。四轮式助行架主要适用于帕金森病老年人，帮助其完成起始动作，但由于其移动速快较快，易出现意外事故，因此需要老年人具有较好的控制能力，同时使用时注意老年人安全。两轮式助行架依照其推拉方式可分为前推式及后拉式助行架，相对四轮式而言，两轮式稳定性较好，适用于控制能力相对较差的老年人。

三、助行器高度的调节

助行器在使用中的高矮程度，对助行效果影响甚大，故在使用中助行器高度调节显得尤为重要。

1.**手杖高度**　站立时，肘关节屈曲15°~30°，腕关节背伸，手杖扶手与大转子水平平齐。

2.**腋杖高度**　身高减去41cm即腋杖的长度，腋横把的位置与大转子水平平齐。

3.**助行器高度**　助行器把手高度调节与手杖高度调节一致。

【任务实施】

一、助行器使用的操作要点

助行器使用的操作步骤及要点见表4-7。

表 4-7 助行器操作步骤及要点

操作步骤	操作要点	备注
操作前		
评估	1.老年人：评估老年人的病情、肌力、平衡能力、行走的意愿、裤子及鞋子情况 2.环境：安静整洁，光线明亮，地面无水迹、油渍，周围无障碍物 3.照护者：着装整洁，修剪指甲，洗手；热爱岗位，同情、关爱老年人 4.用物：合适的助行器具，完好无损伤	1.裤子长度适宜 2.穿有后跟的防滑鞋
操作中——手杖的使用		
沟通解释	1.检查手杖各部件，调整高度 2.携手杖至老年人面前，自我介绍，核对老年人信息，解释操作目的、方法和注意事项	检查防滑垫有无脱落，螺丝有无松动
演示讲解	1.平地行走 （1）两点步：手杖和患侧足（或力量较差的足）同时向前迈出，再迈出健侧足 （2）三点步：先伸出手杖，再迈出患侧足，再迈出健侧足 2.上下台阶原则：上台阶先上健侧足，再上患足；下台阶先下患侧足，再下健侧足	1.手杖放于健侧，利于减轻患侧负担 2.若老年人只是平衡能力减弱需要手杖维持平衡，迈出足的顺序则无要求
协助行走	1.照护者站于老年人患侧，保护协助老年人手杖站起，检查高度是否合适 2.嘱老年人目视前方 3.指导老年人使用三点步行走（后期可逐渐学会两点步行走）	行走过程中可根据老年人情况选择保护腰带进行协助行走
操作中——腋杖的使用		
核对解释	1.检查腋杖各部件，调整高度 2.携腋杖至老年人面前，自我介绍，向老年人核对信息，解释操作目的、方法和注意事项	检查防滑垫有无脱落，螺丝有无松动，腋横把、扶手柄有无松动
演示讲解	1.站立：双拐并拢立于患侧，一手握扶手柄，一手按住椅子扶手或床面站立。腋横把距离腋下4横指靠胸壁，腋拐头放于双足斜前方，距离足尖15~20cm 2.平地行走 （1）四点步：患侧拐→健侧足→健侧拐→患侧足 （2）两点步：患侧拐和健侧足→健侧拐和患侧足 （3）三点步：双拐同时向前→患侧足→健侧足 （4）迈至步：双拐同时向前→患侧足和健侧足同时向前迈至双拐平齐 （5）迈过步：双拐同时向前→患侧足和健侧足同时向前迈至双拐前方 3.上下台阶原则 （1）上台阶：双臂用力支撑双拐，健侧下肢先迈上台阶后用力伸直，将患侧下肢和双拐带到台阶上。 健足→双拐和患足 （2）下台阶：双拐先下台阶，双臂用力支撑，身体弯曲降低重心，患侧下肢前移，健侧下肢屈曲迈下台阶。 双拐和患足→健足 4.坐下：双拐并拢立于患侧，一手握扶手柄，一手按住椅子扶手或床面缓慢坐下	1.腋杖的腋横把起维持平衡作用，扶手柄起着支撑身体作用，要正确指导老年人用力，避免造成腋神经损伤 2.迈至步和迈过步由于其移动时的幅度较大，多适用于全身的控制能力较好的老年人

续表

操作步骤	操作要点	备注
协助行走	1.照护者站于老年人患侧，保护协助老年人腋杖站起，检查高度是否合适 2.嘱老年人目视前方 3.指导老年人使用四点步行走	根据老年人的具体身体状况选择合适的步行方式，但一次只教老年人一种步行方式
操作中——助行架的使用		
沟通解释	1.检查助行架各部件，调整高度 2.携助行架至老年人面前，自我介绍，向老年人核对信息，解释操作目的、方法和注意事项	检查防滑垫有无脱落，螺丝有无松动
演示讲解	1.四点步（适用于交替式助行架）：方法同腋杖四点步 2.三点步（适用于所有助行架）：方法同腋杖三点步 3.两点步（适用于固定式助行架）：方法同手杖两点步	助行架使用时每次移动距离25～30cm，不宜太远，以保障老年人安全
协助行走	1.照护者站于老年人患侧，保护协助老年人助行架站起，检查高度是否合适 2.嘱老年人目视前方 3.指导老年人使用四点步行走	—
操作后		
评估老年人	1.活动后有无下肢疼痛、肿胀、紫斑、肢体麻木等情况 2.老年人意愿及疲劳程度	—
整理用物	整理助行器，放于规定地点	不能影响老年人移动
洗手记录	记录行走的时间、训练方法、老年人情况	—

二、助行器使用的注意事项

（1）协助指导老年人行走过程中，随时观察老年人情况，观察老年人有无疲劳，及时询问感受以调整步态、减少活动时间，若老年人出现疲乏应立即休息。

（2）行走过程中注意进行患侧保护，但要避免托、拉、拽老年人胳膊，以免造成老年人损伤。

（3）行走过程中，要教会老年人正确的行走姿势，避免患足拖拉，同时注意保护老年人安全，避免跌倒。

（4）老年人活动要循序渐进。

任务二　轮椅的使用

【任务情境】

张爷爷，78岁，因脑卒中后左下肢功能障碍，肌力1级，不能独立行走。现在为户外活动时间。

任务：请用轮椅帮助张爷爷到楼下进行集体活动。

思考：使用轮椅时有什么注意事项？

【任务分析】

轮椅是老龄使用产品中较为常见的日常生活代步工具，是用于下肢功能障碍老年人居家康复、周转运输、就诊、外出活动的重要移动工具，它不仅可以帮助老年人代步，也可方便家属和照护者移动和照护老年人。本任务主要介绍轮椅的类型选择、使用方法、操作要点及注意事项。

一、轮椅的类型

轮椅根据其适用范围及功能的不同分为以下几种。

1.普通轮椅　主要适用于上肢功能较好、可自己操作的行动不便的老年人，轮椅仅脚踏板可拆卸，轮椅可折叠。

2.高靠背可躺式轮椅　适用于高位截瘫及身体功能较差的老年人。轮椅靠背高至乘坐者头部，靠背可调节角度至水平状态，扶手可拆卸，脚踏板可升降、旋转。

3.电动轮椅车　适用于高位截瘫或偏瘫等但有单手控制能力的老年人。轮椅有单手控制装置，能够完成前进、后退和转弯动作。

4.座厕轮椅　适用于不能自行如厕的老年人。轮椅的座厕带有便桶，可方便老年人直接如厕。

5.助站轮椅　适用于截瘫的老年人。是一种站、坐两用轮椅，可以帮助老年人进行站立功能训练，防止其发生肌肉萎缩、骨质疏松等，也可方便老年人站立取物。

二、轮椅尺寸的选择

轮椅的尺寸会影响老年人着力部位的血液循环，合适的尺寸可方便老年人及照顾者安全转移，避免发生皮肤磨损，甚至压力性损伤。

1.座位宽度　坐下时两臀间或两股间距离加5cm，或坐下时两臀或两股距离两边各2.5cm的空隙，约两横指为宜。太窄，上下轮椅比较困难，臀部及大腿组织容易受到压迫，易引起皮肤损伤；太宽则不稳定，同时操纵轮椅时不方便，进出大门比较困难。

2.座位长度　坐下时后臀部至小腿腓肠肌之间的水平距离减6.5cm，即坐下时腘窝距离轮椅6~7cm，约一个拳头为宜。太短，受力主要在坐骨上，增加局部受压过多风险；太长，压迫腘窝部，刺激局部皮肤，影响血液循环。

3.座位高度　坐下时足跟（或鞋跟）至腘窝的距离加4cm。太高，轮椅不能入桌旁；太低，坐骨承受重量过大，易造成局部皮肤损伤。

4.靠背高度　坐下时，靠背顶部至腋窝的距离约10cm。靠背越高，稳定性高，但活动不方便；靠背越低，上身及上肢的活动就越大，但稳定性低。

5.扶手高度　坐下时，前臂平放于扶手上，肘关节屈曲约90°为宜。太高，上臂被迫上抬，易感疲劳；太低，不利于维持平衡，易疲劳。

6.轮椅其他辅助件　脚踏板板面距离地面最少5cm，扶手安装臂托或是轮椅桌以方便老年人吃饭等。

【任务实施】

一、轮椅使用的操作要点

轮椅使用的操作步骤及要点见表4-8。

表4-8 轮椅操作步骤及要点

操作步骤	操作要点	备注
操作前		
评估	1.老年人：穿防滑的鞋子，身体状况允许 2.环境：安静整洁，光线充足，周围无障碍物 3.照护者：着装整洁，修剪指甲，洗手；热爱岗位，同情、关爱老年人 4.用物：合适的轮椅，必要时备毛毯	—
操作中		
核对解释	1.检查轮椅各部件 2.携轮椅至老年人面前，自我介绍，核对老年人信息，解释操作目的和注意事项	轮胎气压充足，刹车制动良好，脚踏板翻动灵活，轮椅打开、闭合顺畅，椅背、椅座、安全带正常
协助上轮椅	1.推轮椅至老年人床旁，靠老年人健侧，轮椅与床成45°夹角，刹车制动，翻起脚踏板 2.嘱老年人健侧扶照护者肩部，照护者弓步屈膝下蹲，双手环抱老年人腰部或抓紧背侧裤腰，带动老年人站起 3.轴转动老年人至轮椅前，平稳坐下、坐实。双脚放在脚踏板上，系好安全带	若老年人是偏瘫，则要注意患侧下肢保护
轮椅转运	1.上坡道：老年人在上方，嘱老年人抓紧轮椅扶手，身体靠椅背 2.下坡道：倒退式下坡 3.上台阶：先上前轮，再上后轮 4.下台阶：倒退下台阶，先下后轮，再下前轮 5.进电梯：倒退式进电梯，刹车制动 6.出电梯：松开刹车，推行出电梯	1.推轮椅速度要慢，嘱老年人勿前倾或自行下轮椅。进出电梯嘱老年人手放于腿上 2.注意避开障碍物 3.老年人每30分钟更换体位，以防皮肤损伤 4.及时问老年人感受
协助下轮椅	1.轮椅与床/椅子成30°~45°，刹车，翻起脚踏板，解开安全带 2.同上轮椅法转移老年人，平稳坐下	—
操作后		
评估老年人	老年人意愿及疲劳程度，有无不适	—
整理用物	收起轮椅刹车，放于规定地点	不能影响老年人移动
洗手记录	记录活动的时间、老年人情况	

二、轮椅使用的注意事项

（1）轮椅日常使用需要检查轮胎的充气量、双刹车的灵活性、前后轮螺丝辐条的松紧和质量等。保障老年人安全。

（2）外出活动时，注意保暖，密切观察老年人感受，及时更换体位，预防皮肤损伤。

（3）勿用轮椅去撞门或者障碍物。在上、下坡道，上、下台阶时嘱老年人抓好扶手，身体向后靠椅背，勿前倾，在进、出电梯时，手放在大腿上，以防碰撞到手部。

【任务检测】

【课堂笔记】

（李燕萍）

项目六　排泄照护技术

【学习目标】

知识目标　1.熟知清洁间歇性导尿术的作用及操作注意事项。
　　　　　　　2.熟知饮水计划相关内容。
　　　　　　　3.熟知直肠功能训练术的作用及操作注意事项。

能力目标　1.能指导协助老年人或照护者执行清洁间歇性导尿术。
　　　　　　　2.能指导协助老年人或照护者执行直肠功能训练术。

素养目标　1.具有同理心，操作过程中关注老年人的感受。
　　　　　　　2.具有良好的协调、沟通意识与能力，善于与老年人及其家属沟通。
　　　　　　　3.尊重老年人，富有耐心、爱心、责任心。

【概述】

排泄是机体将新陈代谢的产物及废物排出体外的生理过程，顺利排泄是维持身体内环境平衡，维持健康和生命的必要条件。老年人随着年龄的增加，机体调节功能减弱，自理能力下降或疾病因素导致排泄功能发生障碍，而出现尿失禁、尿潴留、便秘、腹泻等问题，其严重影响老年人的身心健康。因此，护理人员应关心、体谅老人，尽力为其提供帮助。

任务一　排尿异常照护技术

排尿异常是指个体经受排尿紊乱的状态，老年人常见的排尿异常包括尿失禁、尿潴留或尿失禁、潴留同时存在。但尿失禁是老年患者泌尿系统最常见的症状之一。据调查，15%～30%的老年人有不同程度的尿失禁，女性发病率远高于男性。

尿失禁是指由于膀胱括约肌的损伤或神经精神功能障碍而丧失排尿自控能力，使尿液不受主观控制而自尿道口溢出的状态。引起尿失禁的原因主要包括年龄、绝经、超重或肥胖、疾病、药物、环境、便秘等。目前尿失禁没有统一的分类标准，现广泛使用的分类包括压力性尿失禁、急迫性尿失禁、混合型尿失禁、充盈性尿失禁、功能性尿失禁、反射性尿失禁等。

尿失禁老年人应根据尿失禁的种类选择不同的治疗护理方式。频繁失禁的患者可使用一次性尿片、尿垫、保鲜袋、尿套，但应注意观察外阴、大腿根部、肛周及骶尾部皮肤情况。为避免尿液对皮肤的浸渍，可以选择留置尿管。置管困难且需长期留置尿管的患者可采用耻骨上膀胱造瘘术。此外，膀胱护理技术还包括清洁间歇性导尿术、排尿意识训练、排尿习惯训练、盆底肌训练等。

【任务情境】

李爷爷，65岁，2个月前因脑出血入院，入院时予以留置尿管，1个月前患者病情平稳，予以拔除留置尿管，患者出现尿失禁，根据尿动力学检查结果，考虑患者为充盈性尿失禁，遵医嘱予以清洁间歇性导尿术。现患者病情平稳，肢体功能恢复好，准备近期出院。假如你是李爷爷的主管护士。

任务：请指导李爷爷进行清洁间歇性导尿术。

思考：如何在实施清洁间歇性导尿术前指导李爷爷正确执行饮水计划？

【任务分析】

清洁间歇性导尿术是指在清洁条件下，定时将尿管插入膀胱，规律排空尿液的方法。本任务主要介绍清洁间歇性导尿术的作用、适应证、禁忌证、操作要点及注意事项。

一、清洁间歇性导尿术的作用

（1）使膀胱间歇性地扩张，利于保持膀胱容量和恢复膀胱功能。

（2）规律排出残余尿量。

（3）减少泌尿系统和生殖系统的感染。

（4）提高老年人的生活质量。

二、清洁间歇性导尿术的适应证和禁忌证

（一）适应证

1.神经系统功能障碍　如脊髓损伤、多发性硬化、脑卒中、帕金森病等导致的排尿问题。

2.非神经源性膀胱功能障碍　如前列腺增生、产后尿潴留等导致的排尿问题。

3.膀胱内梗阻致排尿不完全　如膀胱内结石、肿瘤等。

（二）禁忌证

（1）患者双手功能丧失且无照顾者。

（2）严重认知、感知功能障碍者或患有精神疾病，不能配合治疗。

（3）尿道畸形，如尿道狭窄、膀胱颈或尿道梗阻。

（4）膀胱容量过小者。

（5）尿路感染，如严重尿道炎、膀胱炎、尿道周围脓肿等。

（6）完全或部分尿道损伤或尿道肿瘤。

（7）严重尿失禁或尿道出血。

（8）每天摄入大量的液体无法控制者。

（9）经过治疗，仍有膀胱自主神经异常反射者。

（10）需慎用间歇导尿术的情况：前列腺、膀胱颈、尿道手术后，装有尿道支架或人工假体等。

【任务实施】

一、清洁间歇性导尿术的操作要点

清洁间歇性导尿术的操作步骤及要点见表4-9。

表 4-9　清洁间歇性导尿术操作步骤及要点

操作步骤	操作要点	备注
操作前		
评估	1.老年人：评估老年人的病情、意识状态、生命体征、合作程度、自理能力、饮水情况、膀胱充盈状态、会阴部皮肤黏膜情况、是否排尿 2.环境：安静整洁、私密，光线明亮，温度适宜 3.照护人员：着装整洁，修剪指甲，洗手；热爱岗位，同情、关爱老年人 4.用物：一次性导尿管（非涂层或亲水涂层导尿管）、润滑剂（必要时）、消毒湿纸巾、橡胶手套、尿壶（有刻度）、垃圾袋、镜子（女性）	1.女性选择一般选择12～14号导尿管，男性一般选择10～12号导尿管 2.亲水涂层导尿管，用2～3ml生理盐水或纯净水润滑即可 3.非涂层导尿管，可选择人体润滑剂进行润滑
操作中		
核对解释	1.携用物至老年人面前，自我介绍，核对患者信息，解释操作目的、方法、配合要点和注意事项 2.关闭门窗，调节室温，遮挡老年人，协助取舒适体位	查看饮水计划、排尿日记记录情况
演示讲解	1.摆放体位：患者通常取半卧位或坐位，脱下一边裤管，将两腿分开（女患者双膝屈曲并两腿分开），放置尿壶 2.清洁双手：按照七步洗手法清洁双手，用清洁纸巾擦干 3.充分润滑导尿管 4.戴手套 5.清洁会阴部 （1）男性会阴部清洁顺序：尿道口—龟头、冠状沟—阴茎—尿道口 （2）女性会阴部清洁顺序：尿道口—对侧大阴唇—同侧大阴唇—对侧小阴唇—同侧小阴唇—尿道口 6.按解剖要求将导尿管缓慢插入适当深度，见尿液后再插入1～2cm （1）女性：插入4～6cm （2）男性：插入20～22cm 7.导尿并拔管：当尿液停止流出时，将导尿管水平或向上返折前端拔出1cm，确定是否仍有尿液流出，如仍有尿液流出，应稍做停留，如无尿液流出，将尿管拔出丢弃在医疗废物中，然后用消毒湿纸巾或凉开水擦拭尿道口及周围皮肤，再次清洁双手	1.亲水涂层导尿管使用无接触式插入 2.男性拔管后，一定要退回包皮
操作后		
评估老年人	评估老年人在导尿过程中有无不适	—
整理用物	1.协助老年人穿好裤子 2.协助老年人取舒适体位 3.整理床单位，垃圾分类放置	—
洗手记录	记录尿量、颜色、气味、有无沉渣、絮状物及插管是否顺利	—

二、正确执行饮水计划

饮水计划是患者进行清洁间歇性导尿术前准备工作及间歇性导尿期间要执行的，避免因膀胱不能排尿而过度膨胀，损害其功能。

（1）饮水计划中每日建议饮水量1500～2000ml。饮水包括所有流质，如粥、汤、果汁等，如饮用以上流质，要减去饮水的量。

（2）晚上8时后尽量不要饮水，避免膀胱夜间过度膨胀。

（3）不要饮利尿饮品，如茶、含酒精的饮品、糖水、汽水等。

（4）在两次导尿间歇期不要一次性大量饮水，应均匀摄入水量。

三、清洁间歇性导尿术的注意事项

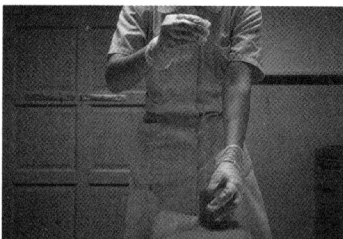

图4-5 无接触式插入导尿管

（1）选择大小合适、软硬适中的导尿管，导尿管充分润滑，以减少对黏膜的机械性损伤（图4-5）。

（2）导尿时间安排合适，导尿量为老年人的安全膀胱容量。

（3）导尿期间正确执行饮水计划。

（4）导尿过程中遇阻碍，先暂停 5～10秒，并把导尿管拔出3cm，嘱老年人深呼吸，再缓慢插入。

（5）拔出导尿管遇阻碍，可能是尿道痉挛所致，应等待 5～10分钟再拔。

（6）导尿期间保持会阴部清洁，及时清洁会阴部分泌物。

（7）每次导尿前，用洗手液或肥皂清洁双手，并使用流水洗手，时间大于15秒，使用清洁纸巾擦干双手。

（8）导尿期间如出现以下情况，请及时就医：①出现发热、血尿；②插管或拔管失败；③尿道口疼痛、尿液浑浊、有沉淀、有异味；④下腹部疼痛或背部疼痛、尿道口烧灼感等；⑤漏尿次数增加。

任务二 排便异常照护技术

排便异常是指个体经受的排便紊乱状态，老年人常见的排便异常包括便秘、腹泻、失禁。但便秘是老年人常见的症状，占老年人群的5%～30%，在长期卧床的老年人中，发生率可高达80%。

便秘是指排便困难、大便次数减少且粪便干结、排便不畅或困难。引起便秘的原因包括生理因素、环境因素、饮食因素、疾病因素、日常活动减少、药物因素、精神心理因素等。

对于便秘的老年人，照护人员应根据不同的病因，予以不同的治疗护理措施，主要包括饮食治疗、腹部按摩、排便体位调整、排便习惯训练、药物治疗、心理治疗等。研究表明，直肠功能训练术可以有效缓解老年人的便秘症状。

【任务情境】

周爷爷，68岁，2周前因跌倒致右侧股骨颈骨折入院，入院当天即行右侧人工全髋关节置换术。查房时，周爷爷告知护士4日未解大便，腹胀明显。假如你是周爷爷的主管护士。

任务：请指导周爷爷进行直肠功能训练术。

思考：如何对周爷爷进行饮食指导？

【任务分析】

直肠功能训练术主要是针对神经系统损伤或疾病导致的神经功能异常而引起的排便障碍的护理措施。其可诱发胃结肠反射、直结肠反射、直肠肛门反射，促进结肠尤其是降结肠的蠕动，促进大便的排出，改善排便异常症状。本任务主要介绍直肠功能训练术的作用、适应证、禁忌证、操作要点及注意事项。

一、直肠功能训练术的作用

（1）改善老年人排便症状，提高舒适度。

（2）降低老年人对药物的依赖性，选择适合自身的排便时间、体位和方式，形成规律的排便习惯。

二、直肠功能训练术的适应证和禁忌证

（一）适应证

（1）各种原因导致的便秘，如饮食因素、环境因素、疾病因素等。

（2）神志清楚并能主动配合者。

（二）禁忌证

（1）神志不清或不配合者。

（2）伴有全身感染或免疫力极度低下者。

（3）有显著出血倾向。

（4）腹部或肛门术后。

【任务实施】

一、直肠功能训练术的操作要点

直肠功能训练术的操作步骤及要点见表4-10。

表4-10　直肠功能训练术操作步骤及要点

操作步骤	操作要点	备注
	操作前	
评估	1.老年人：评估老年人的病情、意识状态、生命体征、合作程度、自理能力、饮水、饮食情况、排便情况，检查腹部有无硬结、肛周皮肤情况、有无痔疮、肛裂等 2.环境：安静整洁、私密，光线明亮，温度适宜 3.照护人员：着装整洁，修剪指甲，洗手；热爱岗位，同情、关爱老年人 4.用物：橡胶手套、石蜡油、治疗巾、纸巾	—

续表

操作步骤	操作要点	备注
	操作中	
核对解释	1.携用物至老年人面前,自我介绍,核对患者信息,解释操作目的、方法、配合要点和注意事项 2.关闭门窗,调节室温,遮挡老年人,协助取合适体位	—
演示讲解	1.指导增强腹肌运动 　(1)体位:平卧位,床头抬高 　(2)操作步骤:指导老年人深吸气,下腹部用力,做排便动作 2.腹部按摩 　(1)体位:平卧位 　(2)操作要点:操作者或指导老年人用双手的示指、中指、无名指自右向左沿结肠解剖部位(升结肠—横结肠—降结肠—乙状结肠)做顺时针环形按摩(图4-6) 　(3)操作频次:每次5~10分钟,每日2次 3.手指直肠刺激 　(1)体位:左侧卧位,暴露肛门,垫治疗巾 　(2)操作要点:操作者戴双层手套,示指涂抹润滑油,缓慢插入直肠,沿直肠壁做环形运动,并缓慢牵拉肛门,并在3点、6点、9点、12点钟方向缓慢牵拉(图4-7) 　(3)操作频次:每次刺激时间持续1分钟,间隔2分钟,再次进行 4.及时给予便盆,抬高床头,指导老年人使用加强腹肌运动的方式来排便 5.排便结束,拿出便盆,清洁肛门,脱手套	1.训练中应询问患者的感受,如有不适,及时停止 2.训练中动作轻柔,防止损伤直肠黏膜 3.如老年人可以下床,可以采用使肛门直肠角增大的体位进行排便(蹲位或坐位)
	操作后	
评估老年人	评估老年人有无不适	—
整理用物	1.协助老年人穿好裤子 2.协助老年人取舒适体位 3.整理床单位,垃圾分类放置	—
洗手记录	记录大便的量、颜色、性状	—

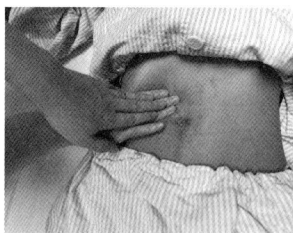

图4-6　腹部按摩

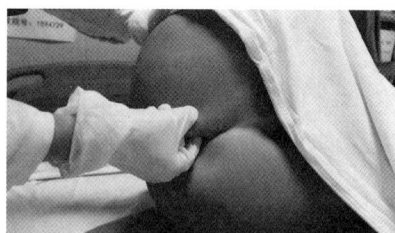

图4-7　手指直肠刺激

二、直肠功能训练术的注意事项

(1)训练时,心肌梗死或动脉瘤患者禁止用力排便。

(2)训练应避开就餐、查房或治疗护理时间。

(3)训练期间应配合饮食调整,增加水分和膳食纤维的摄入,减少高蛋白和高脂肪食物的大量摄入，如病情允许，每日液体摄入量不少于2000ml。

（4）手指直肠刺激易引发自主神经过反射，应注意监测患者的血压。如患者出现头痛、大汗、面部潮红、血压升高、脉搏增快或减慢等症状、体征，应及时停止训练。

（5）排便时间可安排在每日早餐后30分钟内进行，也可根据患者既往的习惯安排排便时间，养成定时排便的习惯，逐渐帮助患者建立排便反射。

【任务检测】

【课堂笔记】

（杜艳会）

老年人日常安全照护技术

项目一　老年人常见的日常安全隐患及原因

【学习目标】

知识目标　1.掌握老年人常见的日常安全隐患。
　　　　　2.了解老年人常见日常安全隐患的原因。
能力目标　1.能正确识别老年人安全隐患的类别及原因。
　　　　　2.能进行老年人安全知识健康教育。
素养目标　1.具有安全意识，关心老年人的需要。
　　　　　2.具有良好的协调、沟通意识与能力，善于与老年人及其家
　　　　　　属沟通。
　　　　　3.尊重老年人，富有耐心、爱心、责任心。

【概述】

老年人多病共存，是脆弱群体，一方面，慢性疾病、认知功能减退、生活自
理障碍和心理状态改变影响老年健康与生活质量；另一方面，控制环境能力和应
对环境突发因素的能力下降，使老年人容易出现各种安全问题。老年人常见的日
常安全隐患主要有物理性损伤、化学性损伤、病理性损伤、居家安全隐患四大类。

物理性损伤常见的有跌倒、压力性损伤；化学性损伤常见的有药物误服、食
物中毒；病理性损伤常见的有误吸、睡眠障碍；居家安全隐患包括用电用火安全、
走失、自杀、盗窃等。物理性损伤详见模块二项目四和模块五项目四，因此本部
分主要介绍化学性损伤、病理性损伤和居家安全隐患。

【任务情境1】

李爷爷，81岁，因嗜睡3天入院，入院时老年人处于深睡状态，家属于入院
当日发现老年人误把艾司唑仑（舒乐安定）当作维生素B_1服用，每日3次，每次2
片，总剂量不详。

思考：1.李爷爷发生意识障碍的原因是什么？
　　　2.如何预防此类事件的发生？

【任务情境2】

何爷爷，72岁，1年前因脑梗死造成左半身活动不便，无痴呆症，有"高血
压"病史，长期服用相关药物。性格温和，和儿子、儿媳住在一起，平时主要由
护工照护，其妻协助。出行可用轮椅、助行器辅助行动，右手自行进食，洗澡、

更衣部分自理，需护工协助。平时积极康复锻炼，每天上午到社区康复中心进行康复训练。某天早上，何爷爷独自起床在床旁站立时，突然出现严重头晕，差点摔倒，在家人及护工的协助下重新卧床休息，并电话通知社区医生，查血压160/90mmHg，心率86次/分，神志清醒，语利，伸舌居中。经询问，老年人早上降压药没及时服用，予以口服降压药，复测血压145/78mmHg，卧床休息，继续观察。

思考：何爷爷存在哪些安全隐患？如何预防？

【任务分析】

一、化学性损伤

（一）药物误服

1.定义 药物误服是指各种原因导致的服用了错误名称或剂型的药物、服用过期药物，或者是各种药物交叉使用出现了药物不良反应。由于老年人机体的特殊性，药物误服不仅会影响药物治疗效果，严重者还会导致一系列的并发症。

2.发生原因 见表5-1。

表5-1 药物误服发生的原因

因素	内容
生理因素	感官功能、认知功能减退
药物因素	包装设计不合理、字体过小、名称相似
环境因素	药物摆放不当，与食物等混放；存放多种药物未及时清理
心理因素	抑郁、悲观等负面情绪
照顾者因素	不重视宣教
医护人员因素	未严格执行查对制度；知识掌握不全，未了解和熟悉老年人所用药及疾病

3.防控措施

（1）加强药物管理 严格管理老年人用药，老年人联合用药不可过多，用药方式不能过于复杂，在可能的情况下尽量减少老年人每日服药的种类及数量。家庭药箱存放的各类药物有清晰、明显的标签并分类放置，不同规格的同类药物不存放于一处，定期清理药箱，发现变质、过期药物及时处理，严格保障用药安全。

（2）加强用药监护 和陪护人员一起制定适合老年人的用药方法，做到用药看服到口。为老年人设置不同颜色的药盒，便于区分，使用药袋时注明老年人基本信息及用药时间。抑郁或有其他不良情绪的老年人用药更应严密观察，坚持看服到口，避免出现意外。

（3）提高医护人员用药安全意识 老年人常多病共存，服用的药物品种多，而医护人员参与老年人用药的全过程，住院期间出现的许多用药安全问题都与医护人员有关，医院应制定严格的用药制度及查对制度，为老年人的用药把好关。

（4）强化健康宣教 加强对老年人及照顾者用药知识的健康宣教。

（5）及时采取有效措施救治 出现药物误服后应尽快调查清楚误服药物的品

种、剂量、服用时间，必要时保存药品，以便进一步了解情况，及时采取有效措施进行救治。

（二）食物中毒

1.定义 凡健康人经口摄入正常数量、可食状态的"有毒食物"（被致病菌及其毒素、化学毒物污染或含有毒素的动植物食物）后所引起的以急性感染或中毒为主要临床特征的疾病，统称为食物中毒（food poisoning）。

2.发生原因

（1）原料选择不严格，可能食品本身有毒，或受到大量活菌及其毒素污染，或食品已经腐败变质。

（2）食品在生产、加工、运输、贮存、销售等过程中不注意卫生、生熟不分造成食品污染，食用前又未充分加热处理。

（3）食品保藏不当，致使马铃薯发芽、食品中亚硝酸盐含量增高、粮食霉变等都可造成食物中毒。

（4）加工烹调不当，如肉块太大，内部温度不够，细菌未被杀死。

（5）食品从业人员本身带菌，个人卫生不良好，造成对食品的污染。

（6）有毒化学物质混入食品中并达到中毒剂量。

3.防控措施

（1）食物的选择 禁止食用病死禽畜肉或其他变质肉类，禁止食用毒蕈、河豚等有毒动植物。对于扁豆、菌类食物，在进食时一定要安全煮熟。

（2）食物的放置 分类、分架、隔墙、离地存放食品，定期检查，及时处理变质或超保质期限的食品。熟制品与食品原料或半成品均要分开存放，防止交叉污染，放置场所禁放有毒、有害物品及个人生活物品。

（3）食物的保存 剩菜剩饭在烹饪后2个小时内要放进冰箱，生熟食品要分开存放。生鲜食品特别是肉类、鱼类和海鲜应存放在冰箱底层，加工过的食品放在顶层。所有食物都应该存放在干净无毒的可清洗容器内并盖严。已化冻的肉禽及鱼类不宜再次保存，鱼、肉等罐头食品保存期不得超过1年。

二、病理性损伤

（一）误吸

1.定义 老年人误吸是指年龄在65岁及以上的老年人，因高龄、疾病及吞咽功能的退化，在进食时（或非进食），食物、口腔内分泌物、胃食管反流物等进入声门以下的气道。

2.发生原因 见表5-2。

表5-2 误吸发生的原因

因素	内容
生理因素	高龄、吞咽功能退化
疾病因素	颅脑疾病、神经肌肉病变、咽喉及其邻近部位病损、呼吸道慢性感染、食管蠕动障碍、胃食管反流，全身麻醉、缺氧、昏迷或意识丧失

3.防控措施

（1）治疗　及早治疗原发疾病及伴随症状。

（2）环境　尽量鼓励老年人到餐厅进餐，如果在家里，尽可能和家人一起用餐；如果在养老机构，就和同伴一起用餐。

（3）选择合适的食物　食物营养均衡搭配、温热适宜、色香美味，以增进食欲，引起吞咽反射。对于易发生呛咳和吞咽困难者，选择适当黏度、不易松散的糊状食物，小口量进食（从 3~4ml 开始）。

（4）体位　最好取坐位或半坐卧位，卧床老年人将床头抬高 30°~45°，利于吞咽运动，减少误吸发生机会。

（5）健康教育　进食时不宜说话，并要集中精力进食，防止呛咳，进食时细嚼慢咽，避免进食过急，待口腔内食物完全吞下去后才进食第二口食物，饭后温水漱口，祛除口腔内食物残渣。如有假牙松动或脱落，要及时修复。

（6）意外事件管理　一旦出现误吸，出现海姆立克征象，立即采取海姆利克急救法。

（二）便秘

1.定义　便秘是指排便困难或者排便次数减少，且粪便干结，便后无舒畅感。排便困难包括排便费力、排出困难、排便不尽感、排便费时及需手法辅助排便；排便次数减少是指每周排便次数少于 3 次；慢性便秘是指病程 ≥6 个月的便秘，老年便秘属于慢性便秘。

2.发生原因　见表 5-3。

表 5-3　便秘发生的原因

因素	内容
疾病因素	精神–心理障碍疾病、胃肠道病变、神经系统疾病
药物因素	阿片类镇痛剂、胃黏膜保护剂等，停药后可好转
生活方式	饮食过少、过精，饮水过少，纤维素摄入过少，作息不规律
其他因素	年老、年幼、妊娠期

3.高发人群

1）高龄老年人：随着年龄增长，老年人的食量和体力活动明显减少，胃肠道分泌消化液减少，肠管的张力和蠕动减弱，腹腔及盆底肌肉乏力，肛门内外括约肌减弱，胃结肠反射减弱，直肠敏感性下降，使食物在肠内停留过久，水分过度吸收引起便秘。

2）长期卧床的老年人：骨折、卒中后遗症、脊髓损伤等老年人因为疾病原因导致无法下床活动，肠蠕动减弱而导致便秘。

3）痴呆的老年人：痴呆病情最严重的集中在 ≥70 岁的人群，在痴呆老年人中，有便秘史的人群占 79.2%。

4）入住养老院的老年人：据研究报道显示，养老院的老年人便秘患病率高达 46.45%，可能是由于他们不太适应新的环境所致，包括养老院提供的一日三餐、住宿条件、作息规律的改变及周围伙伴的变化。

5）失独和空巢老年人：便秘发生与社会心理因素有关，有研究显示，便秘老年人具有明显的内向和神经质、焦虑、抑郁个性，并与负性生活事件有关，精神忧郁或过分激动，高级神经中枢产生兴奋抑制灶，抑制副交感神经，使条件反射发生障碍，因而产生便秘。

4.防控措施

（1）调整饮食结构　摄入富含纤维素的食物，保证每日饮水量在1500～2000ml。

（2）调整行为　鼓励老年人走出房间，参加力所能及的运动，每天坚持至少30～60分钟活动锻炼，促进肠蠕动。

（3）排便训练　定时排便训练，以早餐后最佳，还可以鼓励老年人晚餐后再次解便，逐渐恢复正常的排便习惯。

（4）功能锻炼　按摩腹部、收腹鼓腹运动、提肛运动等。

（5）改善环境　营造良好的排便环境。

（三）睡眠障碍

1.定义　睡眠障碍是指个体由于心理和环境因素的影响，或由于各种精神疾病、神经系统疾病、躯体疾病的影响，或由于各种药物和精神活性物质的影响所产生的睡眠发动和维持障碍、过度睡眠障碍、睡眠觉醒节律障碍以及特定睡眠阶段有关的各种功能障碍的总称。

2.发生原因　老年人睡眠障碍的产生原因错综复杂，既有社会因素，也有个人的行为因素，既可能是正常衰老的结果，也有不良睡眠习惯及某些未发现的疾病等不良因素的结果。除了在睡眠生理方面出现与年龄有关的正常改变外，健康问题和用药较多、退休后生活方式的改变，均使他们睡眠混乱的风险增大。最常见的睡眠障碍是失眠，包括入睡困难、频繁或长时间夜间觉醒以及早醒后不能再睡。

3.防控措施

（1）早期介入心理及社会支持　家庭成员主动参与改善老年人睡眠的工作，帮助老年人妥善处理各种不良心理刺激的事件，争取家庭、朋友等社会支持系统的密切配合。

（2）睡眠卫生教育　加强老年人对相关健康习惯和环境因素对睡眠影响的认识和意识，向老年人推广更好的睡眠卫生习惯。

（3）开展健康教育　开展形式多样的社区睡眠健康教育活动，纠正老年人不良生活行为，提高老年人的健康意识和睡眠质量，促进其身心健康。

（4）营造良好的睡眠环境　家庭成员应为老年人创造一个安静舒适的睡眠环境，卧室光亮度及温湿度适宜，减少周围环境的噪声。

（四）老年抑郁症

1.定义　老年抑郁症（depression disorder in the elderly）泛指存在于老年期

（≥60岁）这一特定人群的抑郁症，包括原发性抑郁（含青年或成年期发病，老年期复发）和见于老年期的各种继发性抑郁。与患有抑郁症的年轻人相比，老年人更少地表现出心情低落，但会更多地表现出易怒、焦虑以及躯体化症状，而且通常在经历重大生活事件后发病。老年抑郁症的临床症状群症状多样化，趋于不典型。

2.发生原因 老年抑郁症是在多方面因素综合作用下引发的，其发生与躯体、心理及社会因素密切相关，对老年人身心健康危害严重，不仅会导致老年人躯体功能下降，已有的躯体、体疾病恶化，还会导致老年人残疾的危险性增加、生活质量受到严重损害。早期识别老年抑郁症的危险因素和发病的高危人群，可以防止和（或）减少老年抑郁症带来的巨大危害，相关原因总结见表5-4。

表5-4 老年抑郁症发生的原因

因素	内容
生理因素	大脑功能退化
疾病因素	慢性躯体疾病、慢性疼痛
社会-心理因素	疾病、退休、丧偶、亲人离世等
药物因素	抗高血压药、激素类药物、抗精神病药物等
其他因素	家族史；性格内向或平时过于好强

3.防控措施

（1）加强慢性病防控 对于患有慢性疾病的老年人，应协助做好日常生活护理、用药护理、康复运动及各类慢性疾病的检测。

（2）重视健康教育 使用通俗易懂的语言向老年人和家属讲解老年期抑郁的相关知识及先兆症状，如睡眠不佳、情绪不稳、烦躁、疲乏无力等。要合理安排老年人的日常生活，多与社会保持密切联系，常动脑，不间断地学习，并参加一些力所能及的劳动。按照自己的兴趣培养爱好，如种花、钓鱼、书法、下棋等。

（3）给予社会支持 目前我国绝大多数老年人是独居或和其配偶居住，极易产生孤独、抑郁等负向情绪。因此，社区或老年护理机构等应创造条件让老年人进行相互交往，鼓励其参加一些集体活动，针对老年期抑郁的预防和心理促进等开展讲座。鼓励子女与老年人同住，营造和睦、温暖的家庭和社交圈。

（4）积极心理疏导 抑郁症老年人常会不自觉地对自己或事情保持负向的看法，对语言反应少的老年人，家人或医护人员应耐心，用缓慢以及非语言的方式表达关心和支持。可引导老年人回顾以往的生活，重新体验过去的生活片段，并给予新的诠释。

（5）增强心理调适 增强老年人心理调适能力，可降低其负性情绪的产生。对于老年人可采取合理的消遣活动来分散其注意力，听一些轻音乐或老年人喜欢的音乐，依靠听觉感受音乐，领悟音乐所带来的各种效应，从而达到自我调整的作用。教老年人做一些简单的放松动作，如平卧、两臂自然放于身体两侧、紧握拳头的同时深吸一口气，然后徐徐将气吐出，同时慢慢松拳等方法。

三、居家安全隐患

(一)触电及火灾

随着生活水平的提高,家用电器的种类越来越多,这些电器为我们的日常生活提供了很多便利,但对于有老年人的家庭而言,这些电器也给他们带来了一定的安全隐患,很多时候,由于老年人的操作不当,容易发生触电及火灾。

1.发生原因

(1)老年人记忆力不好,动作迟缓,行动不便。

(2)家中有不舍得扔掉的陈旧伪劣电器产品。

(3)老年人接受新鲜事物的能力差,在安全用电方面存在盲目性。

(4)老年人对生活中用火、用电以及吸烟、点蚊香等极易引发火灾的危害性认识不够,缺乏火灾防范意识。

2.防控措施

(1)用电安全

1)学会在紧急情况下关断总电源。

2)不用手或导电物去接触、探试电源插座内部。

3)不用湿手触摸电器,不用湿布擦拭电器。

4)电器使用完毕后应拔掉电源插头,插拔电源插头时不要用力拉拽电线。

5)不随意拆卸、安装电源线路、插座、插头等。

6)使用中发现电器有冒烟、冒火花、发出焦煳的异味等情况,应立即关掉电源开关。

(2)防火"四不要"

1)不要卧床吸烟:若不小心将未熄灭的烟头掉落下来,很容易点燃衣服、被褥,危及生命安全。

2)不要忽视电器使用安全:不要违规使用大功率电器、使用假冒伪劣电器产品、违规使用铜丝代替保险丝。

3)不要堆放可燃物品:塑料瓶、纸箱、纸板等物品被点燃,后果不堪设想,更不能将这些物品堆放在楼道安全出口处。

4)不要盲目灭火:在发生火灾后,应第一时间报警请求救援。如果是一般固体物起火,可以用水来灭火。如果是油锅起火,不要用水灭火,可直接将锅盖盖在油锅上。

(3)张贴防火提示,提醒老年人用完电器后随手关闭开关。

(4)帮助老年人购买正规厂家生产的取暖设备,并给老年人讲解家庭正确用电安全。

(二)盗窃

1.常见手段

(1)水渠煤气管道当云梯 现在住宅的水渠、煤气管紧贴阳台、窗户,窃贼极易借助水渠、煤气管攀登入屋作案。

（2）攀爬防盗网　窃贼常常利用凸出的防盗网爬上爬下作案。

（3）趁无人撬门入屋　是犯罪分子白天作案的惯用手段。通常先通过敲门试探家中有无人在，有人则称找错门，无人则撬门入室作案。

（4）假冒户主请锁匠开锁　部分胆大妄为的窃贼趁户主旅游或外出时，冒充户主谎称钥匙丢失请专业的锁匠前来开锁，继而入室作案。

2.防控措施

（1）钥匙要随身携带，不要乱扔乱放，丢失钥匙要及时更换门锁。

（2）对待陌生人要严防，如遇陌生人打电话问家中是否有其他人时，这个时候就要警惕。

（3）门窗一定要牢固，最好家里设置窗帘，在晚上拉上，以防居心不良的人偷窥。

（4）发现可疑人或陌生人观望、敲门需警惕，必要时打"110"报警。

（5）较长时间外出时应与邻居打好招呼，请求关照。

（6）老年人家里不要存放大量现金、首饰、存折和其他贵重物品，不要将存单、账号、密码等记在本子上。

（三）诈骗

1.常见手段

（1）电信诈骗　如短信直接汇款、虚假中奖、编造亲朋事故等。

（2）街头诈骗　如捡钱平分诈骗、迷信诈骗、外币诈骗等。

（3）推销诈骗　假冒医疗器械、治疗仪、保健品等。

2.发生原因

（1）老年人有一定的积蓄。

（2）老年人消息较为闭塞，对新鲜事物了解较少，容易受"心理暗示"的影响。

（3）不设防心理，多数老年人崇尚积德行善。

（4）物质、健康需求增大。

（5）老年人与亲人缺乏沟通、联系。

（6）诈骗形式多样化、专业化。

3.防控措施

（1）经常读书看报，尤其多关注一些法制栏目。

（2）客服贪婪心理，打消不劳而获的念头。

（3）凡是要动钱，自己拿不定主意时，找老伴或孩子，或找自己信得过的邻居和朋友，向他们通报情况、征求意见、商量对策，需要报警时要坚决报警。

（4）独自外出时不带贵重物品和首饰。

（5）正规医院就医，正规药房购药。

（6）不参加所谓的免费旅游、免费茶话会等活动。

（四）走失

中国已经进入老龄化社会。伴随着人口老龄化的加速发展，中国老年人走失事件频发，走失数量日渐增多。而且老年人走失后果严重，一般而言，老年人走失后致死概率较大。我国老年人主要从家庭走失，易发生在暖季（5～10月）的白天，绝大部分老年人是步行丢失。我国老年人走失现象是个体、家庭、社会多方面因素综合作用的结果。

1.发生原因 见表5-5。

表5-5 走失发生的原因

因素	内容
个体因素	主观有意自愿走失，是指老年人自愿有意识地离家出走，主要有以下几种表现形式：情感变故离家出走，旅游外出与家庭失去联络，经济贫困自愿外出流浪乞讨，隐居、皈依佛门而主动离开家庭等。主观不愿意无意识走失，是指身体有病或患有精神疾病及失智症的老年人非自愿走失，这类老年人走失主要是由身体疾病和失智症、迷路、记忆不清所致
家庭因素	经济贫困、家庭纠纷、遗弃等
社会因素	社区服务发展滞后、社会保障制度不健全

2.防控措施

（1）给老年人配备通信设备，若是患有阿尔茨海默病的老年人，则最好配备GPS定位器。

（2）放置一张联系卡片，写上家人联系电话、联系地址等。

（3）请专人看护，或求助于社区老年人中心。

（4）如果老年人不慎走失，一定要第一时间报警，不用局限于24小时规定。

（五）自杀

21世纪中国人口老龄化问题将日趋严重。这种趋势势必会带来一些问题，老年人自杀便是其中之一。研究发现，家庭、经济、疾病、宗教、社会支持是影响老年人自杀的主要原因。

1.发生原因 见表5-6。

表5-6 自杀发生的原因

因素	内容
心理因素	精神压力、重大的负性压力事件
社会文化因素	性别与种族、家庭关系、婚姻关系、职业、信仰、社会经济状况
生物学因素	遗传倾向

2.防控措施

（1）正确认识 自杀是有规律可循的，注意捕捉预兆则可有效防范自杀。

即使情绪好转，自杀危险一般在意念产生后3个月内仍然存在。

（2）对自杀危险性的预测评定 以下情况表明具有较大的自杀危险性。

1）具有明显的外部精神因素刺激。

2）情绪低落，长期抑郁，有强烈的罪恶感和无用感。

3）性格孤僻内向，与周围人缺乏正常的情感交流，拒绝社会交往，丧失社会心理支持。

4）有严重不良的家庭成长环境。

5）缺乏明确的生活目标，对现实不满，对未来绝望。

6）长期郁积的愤激和屈辱感，使思维偏激，走极端，常发生过激冲动举止。

7）精神障碍者、慢性酒精中毒和吸毒者。

8）谈论自杀，直接或间接有过自杀暗示和威胁，亲友中发生过自杀，本人过去有自杀行为或自杀意图。

（3）提高公众的认识。

（4）加强以社区为基础的自杀预防工作。

【任务检测】

【课堂笔记】

_____

_____

_____

_____

_____

_____

（郑　知　李燕萍）

项目二 老年人安全用药指导

【概述】

有关统计显示，我国42%的老年人同时患有两种以上慢性疾病，且患病率逐年增长。因此，多病共存的老年人用药率极高，多数老年人存在多重用药。多种药物联合使用可能增加药物相互作用的机会，导致严重的后果，尤其是当用药超过5种时，潜在的药物不良作用发生率非常高；同时老年人由于组织器官逐渐老化，各系统功能降低，机体对药物的吸收、分布、代谢和排泄等功能减弱。因此，老年人的合理安全用药及用药护理显得尤为重要。

【任务情境】

张爷爷，70岁，患糖尿病26年，高血压18年，长期用格列齐特缓释片进行糖尿病治疗。今日因为尿路感染就诊，医生给予磺胺甲噁唑抗感染治疗。次日晚间活动时出现面色苍白、头晕、大汗淋漓。

思考：1.张爷爷可能出现了什么情况？
2.张爷爷出现面色苍白、头晕、大汗淋漓的根本原因是什么？如何防护？

【任务分析】

一、老年人药物代谢动力学和药物效应动力学特点

（一）老年人药物代谢动力学特点

1.老年人机体的药物吸收 老年人胃酸分泌减少，胃液pH升高，对一些酸性药物的吸收率减低，胃肠反应发生率较高。同时胃排空速度减慢、肠运动减弱、胃肠道和肝血流减少，药物吸收延缓、速率降低，不仅影响药物吸收，还可出现

胃肠反应，增加药物中毒风险。

2.老年人机体的药物分布 药物在体内分布主要受机体组织成分、血浆蛋白结合率、组织器官的血液循环、体液pH的影响。老年人体内水分和肌肉较年轻人减少，体内脂溶性药物浓度增加，而水溶性药物浓度减低；循环功能也较差，药物的转运慢，使药物到达组织器官的浓度降低，从而降低了药效，且容易出现药物的副作用。

3.老年人机体的药物代谢 肝脏是药物代谢的主要器官，老年人随着年龄增加，肝脏对药物的代谢功能降低。老年人肝细胞数减少，肝微粒体酶的活性降低，肝实质量、血流量减少，白蛋白合成减少，药物代谢减慢，代谢能力下降，因此半衰期延长，易造成某些主要经肝脏代谢的药物蓄积。

4.老年人机体的药物排泄 肾脏是大多数药物排泄的重要器官，但老年人肾脏的肾单位只有年轻人的一半，肾血流量减少，肾重量减轻，肾单位减少，肾小球过滤、肾小管分泌和重吸收功能明显降低，导致肾排泄药物能力减低，药物半衰期延长，易发生药物蓄积中毒。

(二)老年人药物效应动力学特点

老年人药物效应动力学改变是指机体效应器官对药物的反应随年龄而改变。老年人由于患多种疾病、合用多种药物、用药疗程长等因素影响，使药物反应性调节能力和敏感性改变。老年人药效学的特点是药物敏感性改变，表现在对大多数药物如中枢神经抑制药、镇痛药、肝素、口服抗凝药、肾上腺素等敏感性增强，对少数药物如类固醇、胰岛素及β受体激动剂的敏感性降低，对药物耐受性降低，如异烟肼、利血平、胰岛素等，药物不良反应发生率增加。

二、老年人常见药物不良反应及原因

(一)老年人常见药物不良反应

1.直立性低血压 又称体位性低血压。由于老年人血管运动中枢的调节功能较年轻人下降，压力感受器功能障碍，体位突然改变易引起头晕、晕厥等表现，从而导致跌倒、外伤、脑血管意外等，尤其在使用血管扩张药、降压药、利尿剂和三环抗抑郁药等药物时，更容易发生此现象。

2.精神症状 中枢神经系统尤其大脑最易受药物作用的影响。老年人中枢神经系统对某些药物敏感性增高，可引起焦虑、抑郁、幻觉、精神错乱和痴呆等症状，如洋地黄、降压药和吲哚美辛等可引起老年抑郁症；阿尔茨海默病老年人使用左旋多巴或金刚烷胺可加重痴呆症状；喹诺酮类可致幻觉、精神分裂样反应等。

3.耳毒性 老年人由于内耳毛细胞减少，听力有不同程度的下降，易受药物的影响产生前庭症状和听力下降。如年老体弱者用氨基糖苷类和多黏菌素时可出现听神经损害，故老年人使用氨基糖苷类抗生素时应减量，或避免使用此类抗生素和其他影响内耳功能的药物；服用卡那霉素、链霉素和庆大霉素等可产生前庭损害；卡那霉素、阿米卡星可产生耳蜗损害。

4.尿潴留 老年人使用具有副交感神经阻滞作用的三环类抗抑郁药和抗帕金森病药可引起尿潴留，尤其是伴有前列腺增生及膀胱颈纤维病变的老年人尤易发生，故老年人使用三环类抗抑郁药时，应从小剂量分次服用开始，逐渐加量。强效利尿剂如呋塞米、依他尼酸等若应用于患有前列腺增生的老年人，也可引起尿潴留。

5.药物中毒 老年人体内各器官的生理功能呈减退趋势，60岁以上老年人肝脏血流比青年时下降40%；60岁时肾脏排泄毒物的功能比25岁时下降20%，70~80岁时下降40%~50%；同时老年人窦房结内起搏细胞数目减少，心脏传导系统下降，心脏功能减退，心排出量减少，故老年人容易产生肝、肾和心脏毒性反应。

（二）老年人药物不良反应常见原因

1.生理因素 老年人生理机能减退，对药物的敏感性增高，作用增强。老年人随着年龄的增大，心、肝、肾、脑等器官产生不可逆性的功能衰退，药物在体内的代谢能力减弱，此时，老年人往往对大剂量甚至是正常剂量的药物难以耐受，药物的不良反应发生率较高。

2.疾病因素 老年人常患多种疾病，肝脏功能减退，药物耐受性差，对疾病敏感性降低，导致药物不良反应发生率增加。

3.药物因素 老年人生理机能减退，对药物敏感性增高，作用增强；内环境稳定调节能力降低，使影响内环境稳定的药物作用增强，药物过敏反应发生率增加和药物耐受性降低是不良反应增加的主要原因。同时老年人因为易患多系统疾病，常常需要多种药物的联合应用。研究表明，服用11~15种药物不良反应的发生率是服用6~10种药物的3倍，其潜在的风险增加。

4.用药依从性差 老年人记忆力下降，对合理用药的知识缺乏或者对药物治疗不够重视，对药物相关认知不够，忽视规律用药的重要性，以及服药总数多等原因，造成药物的漏服、误服、忘服、多服和不按时间服药的现象，此时极易发生药物的不良反应。

5.滥用保健品、滋养品、抗衰老药、偏方等 老年人因为机体衰老或者疾病因素，寄希望于保健品、滋养品、偏方等改善机体功能状态，而老年人常常缺乏辨识能力，一旦摄入过多的"保健滋养"类药物，常常会发生不可预料的不良反应。如长期服用大剂量维生素E（每日超过100mg），可出现多种非特异性不适感，服用时间超过6个月，还可引起血小板聚集和血栓形成。

三、老年人安全用药及护理

（一）老年人安全用药的基本原则

1.严格执行药物的适应证，准确合理用药 明确用药适应证，不滥用偏方、秘方、验方、保健品、滋养品等，用药前必须明确诊断和详细询问用药史，避免使用老年人禁用或慎用的药物，避免不遵医嘱盲目服用或长期过量服用维生素制剂、钙剂等。

2.注意老年人的用药剂量 严格遵循从小剂量开始和剂量个体化原则。一般用成人量的1/2～3/4，最好根据老年人肝肾功能情况来决定及调整剂量。对于老年慢性疾病，在达到理想个体化剂量后，要定期调整，尤其是出现新发疾病或配伍其他药物时，要及时调整给药方案。

3.优先治疗原则 当突发急症时应当确定优先治疗原则，如感冒、发烧或急性胃肠炎时，应优先治疗这些急症，暂停使用降血脂或软化血管等药物；突发心脑血管急症时，暂停治疗慢性胃炎或前列腺肥大的药物。

4.用药简单原则 对于多种疾病需要多种药物配合治疗时，尽量减少药物种类，并注意药物间潜在的相互作用，一般应控制在5种以内。同时老年人不宜长期选用同一种药物，不仅容易产生抗药性，还会产生对药物的依赖性，甚至成瘾性。

5.重视非药物治疗 对能通过改善社会因素、心理因素、饮食调节、运动疗法、理疗、热疗等非药物方法治愈的疾病或状态，如睡眠减少、食欲减退等，应尽量少用或不用药。

6.用药后监测原则 老年人是药物不良反应的高发人群，老年人用药期间要密切观察，一旦发生任何新的症状，要鉴别不良反应或病情进展，必要时进行血药浓度监测。根据病情选择停药或换药，防止不良反应发生。

（二）老年人服药能力评估

口服药物是居家老年人最常用的给药方式。为了保证老年人服药的安全性，提高老年人的生活质量，做好老年人的服药能力评估尤为重要。

1.视力 应注意评估老年人是否有影响视力下降的疾病，如白内障、青光眼、远视、色觉障碍等，是否能够辨别药品形状相似、颜色相近和药瓶标签与内容不符合的药物，是否能够分辨药物外包装及药物的颜色性状。

3.听力与理解能力 根据老年人的具体情况选择合适的测试方法，判断老年人是否有听力问题，并经常核实老年人对药物的正确理解，及时观察老年人是否出现服药时间混淆、多服药或少服药的情况。

3.记忆力 应注意评估是否出现近期记忆减退，从而避免漏服药或重复服药现象。

4.阅读能力 老年人以上几个方面能力的下降，可导致阅读能力下降，对药品说明书或医嘱的阅读造成影响，故需要评估老年人是否能够正确地阅读药物说明书或者医嘱。

5.其他方面 老年人各方面功能衰退所导致的问题是多方面的，还应注意老年人的肢体功能状态，包括肢体的感觉、肌力、肌张力、关节活动度、吞咽能力，评估老年人是否具备获取药物的能力、打开药瓶的能力、吞咽能力以及自我发现不良反应的能力，保障老年人用药安全。

（三）选择合理的给药途径

应根据老年人特点，科学地制定给药方式。老年人常用的给药途径如下。

1. **口服给药** 绝大多数药物经胃肠道吸收而发挥治疗作用，其方法简便、安全、无痛苦、经济，是老年人较易接受的最常用的给药途径。缺点是作用较慢，吸收量不规则，不适用于在抢救时给药。

2. **舌下含服** 某些药物可舌下含化，被舌下小血管吸收，它们可不经肠壁和肝的首过效应而迅速直接进入体循环，达到治疗的目的。如冠心病心绞痛发作时舌下含服速效硝酸甘油、异山梨酯、硝苯地平、速效救心丸等，能迅速缓解症状。此种方法起效快，只适用于小剂量急救药物。

3. **直肠给药** 可通过直肠壁丰富的血循环迅速吸收，达到治疗疾病的目的。直肠给药包括保留灌肠法、直肠点滴法、栓剂塞入法。该种给药方法操作简单且安全，能够减少首过效应对药物作用的影响，其生物利用率比口服效果要好很多，且对胃肠道、肝脏和肾脏的副作用相对较小。

4. **注射给药** 用药量准确，作用快，但必须在无菌操作条件下进行。老年人常用的注射给药包括皮下注射和静脉注射。老年人因为肌肉较少，注射时容易损伤神经和其他组织，一般不采取肌内注射。皮下注射主要针对需要进行胰岛素注射的糖尿病老年人，使用该方法时要加强对注射部位、注射方法、药物管理相关知识的正确指导。静脉给药起效快，此方法多用于急重症抢救，或药物不适用于皮下肌内注射的情况，但要考虑老年人心功能状况，注意控制给药速度和剂量，同时要注意观察局部情况，防止刺激性药物外渗而造成组织坏死。

5. **局部用药** 直接将药物用于患处，使局部保持较高的药物浓度并产生局部效果。如涂擦、含漱、湿敷、滴入（眼、耳、鼻）、雾化吸入、熏洗、阴道内灌洗、肛门塞入、坐浴等。

（四）指导老年人安全用药

1. **密切观察药物副作用与护理** 要熟悉老年人常用药物的常见副作用，如心血管系统用药、镇静催眠药、解热镇痛药、降血糖药等，常发生皮肤瘙痒、红斑、头晕、发冷、颤抖、无力、意识障碍、心律失常、黄疸、恶心、呕吐、不良反应，应做到早期发现，并及时停药就医。

2. **口服用药指导**

（1）口服给药的时间 如健胃药、收敛药、胃肠解痉药等宜饭前服，降血压药宜在早晨血压上升前半个小时服用；降糖药宜在备好饭食时服用。

（2）服药的用水 口服化学药时，一般选温开水最好。口服中成药时，则应根据中医理论选择合适的"水"送服，如淡盐水送服六味地黄丸，可帮助六味地黄丸直达病变处，更好地发挥补肾的作用。要注意服药水量，如保护胃黏膜的混悬剂要少饮水，止咳糖浆药服后不饮水，磺胺类药物、四环素类药物、补铁剂、抗痛风药、排结石药等，服用时均要加大送服的水量（一日应2000~3000ml）。

（3）服药的体位 一般而言，服用大多数药物时，最好采用直立体位或端坐姿势，避免呛咳和窒息。有些药物则比较特殊，需要老年人刻意采取卧位姿势服用，例如，硝酸甘油能扩张外周血管，降低血压，老年人含服硝酸甘油时如采取站立体位，则可能造成体位性低血压。服用睡眠诱导期短的安眠药，老年人应在服用后立即躺卧，以免发生意外。服用胃黏膜保护剂治疗胃体后侧壁溃疡时，老年人应采取左侧卧位。

（4）特殊服药方式

1）嚼服：凡是药品名称上标注"咀嚼片"，就必须嚼碎后服用。

2）含服：是把药物放在口腔中含住，让其慢慢崩解，不需用水冲服。一般辅助治疗口腔溃疡、咽喉疼痛以及咳嗽和口腔炎症的药物需含服，维生素补充剂和中药补益剂也需含服。

3）舌下含服：一般治疗哮喘和心绞痛的急救类药物需舌下含服。不能把药物直接含在舌面上。另外，舌下含药时需靠在椅子或床上，这样能使得回心血量减少，减轻心脏负担，帮助缓解病情。

（五）家庭用药指导

老年人的记忆、理解、接受，感觉、吞咽等能力减退，在用药的选择和使用上存在一定盲区，严重影响老年人的用药安全和效果。故指导老年人家庭用药安全是护理人员的一项重要职责。

1.家庭药品选购的一般原则

（1）选药种类要正确　要了解药物的性质、特点、适应证、不良反应等，在药师的指导下选择疗效高、毒性低的药物。

（2）购买正规渠道供应的药品　尽量选择在有《药品经营许可证》的正规医院或连锁药房等场所购药，最好不要在网络平台购买药物。

（3）不要盲目随从广告　避免相信夸大性药品广告。

（4）学会判断真假药　正规药厂生产的药片，外观看起来非常平整，同一批药品中，药片的大小厚薄都完全一致。而一些假冒伪劣的药品，肉眼就可从外观上看出差异，同一批假药的药片厚薄会非常不均匀。

2.家庭用药管理

（1）药物的标签和说明书　用药前应仔细查看药品标签或说明书。最好保留原标签和说明书。

（2）药物的存放　易串味、易混淆的药品分开存放；内服药与外用药分开存放；药物必须存放在避光、干燥、密封、阴凉处；某些特殊药品如胰岛素、肠道益生菌需要冷藏保存于冰箱内。

（3）药品的有效期　注意药品使用以及过期的情况，服药前注意查看药物有效期，过期药品应立即更换。为避免过期使用，一般每隔3个月左右将药箱检查一遍，一旦发现药品变质、潮解、霉变或过期的情况，应当及时清理并补充。

3.用药的健康教育

（1）反复强调正确用药的意义　避免在没有适应证的情况下随意乱用药。如效仿用药、滋补药、抗衰老药、维生素、抗生素、偏方等。

（2）按医嘱合理选择药物　避免重服、漏服、错服，随意增减用量、延长或缩短疗程，非处方药也要在药师的指导下进行。

（3）遵循简单用药的原则　首选非药物性措施，能食补不用药补，尽量减少用药种类，将药物不良反应、毒性反应降到最低。

【任务检测】

【课堂笔记】

（赵晓龙　李燕萍）

项目三　老年人环境照护技术

【概述】

住宅环境是老年人休息与活动的主要场所。从建筑与居住环境方面进行适老化设计，可以为老年人生活带来便利，降低安全隐患和风险，支持老年人独立生活，提高与外界的联系能力，使老年人的生活质量得以提高。

【任务情境】

张婆婆，68岁，帕金森病史5年。半年前，在卫生间洗澡时因地面湿滑跌倒，导致右侧髋部骨折、手臂擦伤，在冰冷的浴室地面躺了2小时后才被买菜回来的老伴发现，送往医院进行了右侧髋关节置换手术。手术出院回家后，因害怕跌倒，不敢自行活动，导致日常生活不能自理。现在行走、穿衣、上下床、如厕等均需要老伴或者他人照顾，不能自行行走，不愿外出活动。

思考：该从哪些方面更好地帮助张婆婆？

任务一　适老化环境理论概述

【任务分析】

一、适老化环境相关概念

1.适老化设计（elderly-oriented design）　是指在住宅，或在医院、商场、学校等公共建筑中充分考虑到老年人随年龄增长出现的身体功能变化及行动特点做出的相应设计，包括实现无障碍设计、引入急救系统等，以满足已经进入老年生活或以后将进入老年生活人群的生活及出行需求。

2.适老化改造　由于很多老旧建筑、设施在建造的时候并没有过多地考虑中老年人，适老化改造就是为了要适应中老年人的使用习惯，通过对老年人家庭的走廊、卧室、厨房、卫生间等生活场所、辅助设施、家具配置等进行一定调整或改造升级，实现安全、舒适的养老环境。

二、适老化改造的原则

1.**安全性原则** 适老化改造的首要考虑就是要满足老年人日常生活安全的需要，以达到预防老年人跌倒、保障用火用电安全等。

2.**灵活性原则** 适老化设计最好能做到灵活改造，可以根据季节更替进行调节，亦可根据老年人功能受限程度改变家具的摆放方式。

3.**舒适性原则** 适老化改造时要充分考虑老年人的活动规律，满足老年人的生活、工作、休息和娱乐等要求，创造良好的室内外空间，保证老年人愉悦和积极的心情。

4.**综合性原则** 为老年人创造一个合理、便利的生活和休息环境，同时兼顾与老年人一同生活的家人或照顾者的使用要求，要综合考虑大家的需要。

5.**经济性原则** 适老化改造要根据自身情况量力而行，并不是越豪华、质量越高就越好，华而不实的东西既造成资源浪费，还不一定取得满意的使用效果。

任务二　老年群体对居住环境的需求

【任务分析】

在进行住宅适老化改造之前，首先需深入了解老年人的生理、心理和行为特点，以进行更有针对性、合理的设计。

一、老年人功能衰退与常见居住环境障碍

老年人功能衰退与常见居住环境障碍见表5-7。

表5-7　老年人功能衰退与常见居住环境障碍

功能衰退情况			常见居住环境障碍
视觉特征	低视觉能力	形象分辨能力降低	①难以分辨小的物体，如文字、图案较小的标识，较小的按钮、按键等；②难以分辨与背景色彩无明显反差的物体，如与墙面颜色接近的开关、插座、扶手、栏杆等；③对大面积玻璃难以识别
		色彩分辨能力降低	①难以分辨深色和微弱色差的环境；②对某些色彩如红色、绿色的分辨相对困难
		弱光下识别物体能力降低	①在低光照条件下辨物困难，如灯具照度较低、光线角度不佳等；②夜间视物较为困难
		对强光敏感	①对频闪的灯光和直射眼睛的光线会感到不适；②反光较强的地面或墙面等易引起视觉错觉
视觉特征	低视觉能力	对光亮突变的适应力减弱	视觉明适应或暗适应能力下降，对光线明暗突变的适应时间增长
	无视觉	眼盲	①失去对周围环境的辨认能力，容易发生磕碰、绊倒等问题；②丧失方向感，在路线曲折的环境中容易迷路；③使用无声音提示的设备较为困难

续表

功能衰退情况			常见居住环境障碍
听觉特征	听不清或听不见		①门铃声、报警声音太小时听不见；②发声位置距离较远或有阻隔时听不清，如与谈话人距离较远，与电视距离较远时
	对声音较为敏感		休息和睡眠时易受噪声干扰
触觉特征	对温度变化的感知能力减弱		对烫物瞬间感知慢，端送食物和热水时容易被烫伤
	对疼痛的感知能力减弱		容易磕碰受伤，且受伤后常不能及时察觉，耽误医治
味觉特征	对食物味道的辨别能力减弱		易误食变质食品或不良食品
嗅觉特征	对气味的感知能力减弱		难以察觉有害气体的异味，如在使用煤气时出现熄火、泄漏等情况，会因闻不到而发生煤气中毒等安全事故
神经系统特征	记忆力减退		①易忘记常用物品的位置，想找的物品难以发现；②对相似的物品识别困难
	适应能力下降		①害怕环境改变和物品移位；②难以适应陌生的环境
	判断力变差		①对相似的、缺乏明显特征的环境难以判断，如相似的楼栋、房间、房门等；②对方向、位置和空间缺乏判断能力，如无法辨别多条路线，容易忽视存在的高差或障碍物等；③遇到尽端路、分叉路时难以选择
	丧失时间、地点概念		①昼夜节律紊乱，夜间会起来活动；②对室内外空间关系缺乏判断能力；③无法正确认知当前的日期和所处地点等
	行为能力下降		①行走困难，必须借助轮椅行动，甚至卧床不起；②失去生活自理能力，需要专人看护
运动系统特征	肢体灵活性降低，动作幅度减小	抬腿、弯腰、下蹲等动作困难	①上下楼梯费力；②易被低矮高差绊倒；③如厕、穿鞋等动作困难；④使用蹲式便器时下蹲、起身吃力
		肢体伸展困难	①够取位置过高或过低的物品困难；②使用过高的台面或设备时易疲劳
	肌肉力量下降	握力、旋转力、拉力减弱	①使用沉重的推拉门窗时较为困难；②难于抓握球形的把手
		上肢、下肢肌肉力量下降	①上肢抬举重物时易发生危险；②下肢支撑能力降低，在大空间中无处扶靠时，行走较为困难
		关节灵活性下降	搬动大而重的器具易出现扭伤
	骨骼的弹性和韧性降低	踝部、腕部、髋部易骨折	跌倒后极易发生骨折，且恢复慢，需长时间卧床并要有他人照料
		腰椎、颈椎易受伤、疼痛	使用过软的床或沙发起身困难，腰部、颈部不易扭转，取物、够物困难
免疫机能特征	对温度、湿度变化敏感		①害怕没有阳光和自然通风；②不能忍受空调冷风直吹；③不能适应冷热突变的环境
	易生病或患慢性疾病，且不易好转		①长时间处于病痛中，会产生低落情绪，对护理者和周边环境挑剔、要求高；②使用一般住宅设施会感到不便、不舒适

二、老年人住宅户外环境的要求

1.通行空间　老年人普遍喜欢散步，在他们的户外活动区域最好设计人车分流的无障碍通行空间，如在老旧小区设置外挂电梯，鼓励老年人外出活动，用平坦、防滑的坡道代替台阶的使用等，让老年人保持社会参与的同时保证安全。

2.休憩空间　老年人喜欢贴近自然的休闲活动，可将其经常出入的休闲区域多以植物进行装饰，摆放适老化的座椅，供老年人进行下棋、品茶、遛鸟、养神等社交活动。

3.活动空间　社区应配备足够面积的室外活动场所，并提供可开展老年人各种活动的设施，定期组织相应活动。活动场所应满足夏季有遮阴，冬季有日照，还可设置阳光室等，既可避免刮风、雨雪、雾霾等恶劣天气，又可使室内和室外享有相近的日照条件。

三、老年人住宅内环境的要求

跌倒是我国老年人伤害死亡的首位原因，有研究表明，65岁以上的老年人发生跌倒的情况51%与环境因素有关，例如地面湿滑、照明不完善、缺少扶手、地面存在高度差、只能在蹲厕上洗澡、杂物太多、通行空间不足等，都是造成跌倒的环境因素。

除了需要预防跌倒以外，老年人住宅环境缺少报警装置，水、电线路老化严重，门窗及墙面缺少保温措施，环保材料不过关，家具不适合等都是现在我国急需改造的适老化居住现状。

任务三　老年住宅环境设计与改造

【任务分析】

一、老年住宅环境的设计原则

1.门的设计　门的类型很多，但都应不影响老年人及轮椅的正常通行（避免对通行者造成碰撞、产生高低差）、便于开闭、便于紧急求助（卫生间门能双向打开）等。

2.照明设备及开关的设计　照明设施能通过足够的照明度让老年人正确辨明物体轮廓及颜色，以保障活动安全。应注重实用、减少装饰，开关面板设置便于操作（标识清晰、方便触压），特殊位置可设置双控开关，便于老年人就近开关。

3.客厅的设计　客厅是老年人待客、休闲活动的主要场所，应营造明快、温馨的氛围，让老年人乐于停留。沙发数量按需而定，不宜摆放过多导致通行不便。

4.餐厅的设计　"民以食为天"，一日三餐是老年人日常生活的重要组成部分，除了进餐，餐厅也是备餐、交流的活动场所，应邻近厨房，使上菜、摆放碗筷等活动更为便捷。温馨、通风、舒适、明亮，能使老年人进餐过程更加愉快。

5.卧室的设计　相对于中青年人群注重卧室的私密性，老年人更加注重的是卧室的安全和舒适性。白天有良好的采光、注重通风，夜晚能遮光、隔绝噪声，还能方便老年人往返卫生间（安装夜灯、扶手等），可更好地保障老年人的安全和睡眠质量。

6.**厨房的设计**　周到细致的厨房是保证老年人实现自主生活的基础。有效的采光和通风，合适的操作台（高度、宽度合适）、吊柜布置（方便取物），安全的炉灶（自动关火）、天然气（泄露提醒）、热水器都能帮助老年人安全、省力地完成力所能及的家务劳动，获得自尊与自信。

7.**卫生间的设计**　老年人如厕、入浴时发生意外伤害的频率很高，为老年人提供一个安全、方便的卫生间必不可少。卫生间的空间大小适当、干湿分区、重视安全防护（设置安全扶手、使用防滑措施、利于紧急救助、方便坐姿操作）、注意通风除湿等，都能确保老年人的使用安全。

8.**家具的设计**　考虑到老年人的行为方式，家具的稳固性、安全性以及有效的储物能力十分重要。稳固的结构可避免老年人在借助家具支撑或变换姿势时因不稳而跌倒；在安全行走动线上，各处应设有扶手或隐藏的扶手位，方便老年人支撑；棱角进行圆角或包边处理，避免磕碰、受伤；预留拐杖存放位置、储物空间内设感应照明灯、辅助站起的坐具等都是适老化家具设计的点睛之笔。

一些方便的住宅环境设计如图5-1至图5-7所示。

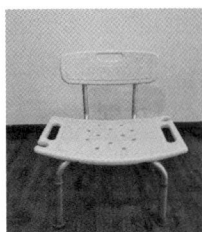

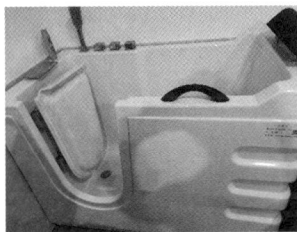

图5-1　浴凳　　　　　图5-2　边进式浴缸　　　图5-3　可升降橱柜

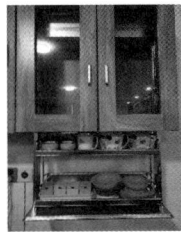

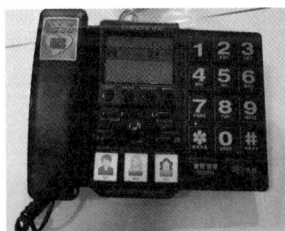

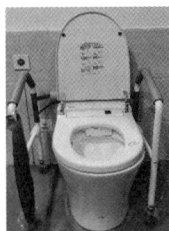

图5-4　老人电话　　　图5-5　马桶改造　　图5-6　可调节水盆　　图5-7　滑梯

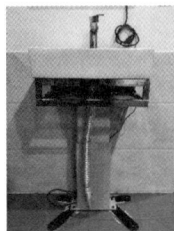

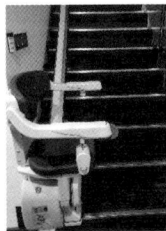

二、老年人居家适老化改造

实施老年人居家适老化改造工程是《国务院办公厅关于推进养老服务发展的意见》（国办发〔2019〕5号）部署的重要任务，是巩固家庭养老基础地位、促进养老服务消费提升、推动居家养老服务提质扩容的重要抓手，对构建居家社区机构相协调、医养康相结合的养老服务体系具有重要意义。2020年，民政部、国家发展改革委等九个部门联合发布《全国老龄办关于加快实施老年人居家适老化改造工程的指导意见》，制定了老年人居家适老化改造项目和老年用品配置推荐清单。

【拓展学习】

老年人居家适老化改造项目和
老年用品配置推荐清单

【任务检测】

【课堂笔记】

（周裕婧）

项目四 老年人温度性损伤照护技术

【学习目标】

知识目标 1.掌握烫伤后的处理措施。

2.熟悉烫伤、冻伤的预防措施。

3.了解烫伤的伤情评估。

能力目标 1.能正确评估烫伤的严重程度。

2.能对烫伤、冻伤的老年人采取正确有效的救护措施。

素养目标 1.具有紧急救护的意识，能对烫伤、冻伤的老年人做出紧急处理。

2.具有良好的沟通意识与能力，善于与老年人及其家属沟通。

【概述】

老年人由于器官及组织功能退化，大多罹患慢性病，如糖尿病、动脉硬化等，引起周围神经病变，导致老年人四肢末梢神经感觉减退，对温痛觉感觉迟钝，易发生温度性损伤。常见的温度性损伤有烫伤、冻伤。老年人冻伤的发生率较低，本项目主要介绍老年人发生率较高的烫伤。

任务一 老年人烫伤应对

【任务情境】

李奶奶，75岁，因不慎将开水泼在右手手背上，右手背有烧灼感，皮肤红肿，皮温升高，出现了一个5cm×6cm的水疱。照护人员立刻赶到李奶奶房间。

任务：请为李奶奶紧急处理伤情。

思考：李奶奶的烫伤为哪一程度？如何处理？

【任务分析】

烫伤是指由高温液体（沸水、热油、热液）、高温固体（烧灼的金属等）、高温蒸汽等致伤因子作用于人体而引起的损伤。由于老年人自身的特殊性，烫伤创面愈合慢，易感染。因此，老年人发生烫伤，应积极处理，严重时尽快送医院治疗。本任务主要介绍老年人烫伤发生的原因、烫伤程度的评估、烫伤后的处理及烫伤的预防措施。

一、老年人烫伤常见原因

1.生理因素 随着年龄的增长，老年人身体各器官和功能逐渐退化，神经系统及皮肤组织老化，导致皮肤的调节功能和神经末梢的敏感性降低，感觉迟钝。当感觉皮肤疼痛或者有烧灼感时，往往已经造成较严重的烫伤。

2.**疾病因素** 罹患糖尿病、脉管炎、心血管疾病的老年人多伴有周围神经病变，痛觉减退，沐浴、泡脚、使用热水袋时，容易因为水温过高而导致烫伤。

3.**治疗因素** 一些药物治疗方法或是理疗手段的使用不当易导致老年人出现烫伤，如烤灯温度设置、距离调节不当，中医拔罐温度过高等。

4.**环境因素** 老年人黑色素细胞减少，对紫外线等射线的抵抗力降低，若在烈日下长时间曝晒，皮肤易被烫伤。详见表5-8。

表 5-8 烫伤发生的原因

因素	内容
生理因素	皮肤厚度逐渐变薄，裸露部位的皮肤尤为明显；毛细血管减少，皮肤的体温调节功能下降；皮肤神经末梢的敏感性下降，对疼痛刺激的回避反射减弱，感觉相对迟钝
疾病因素	糖尿病周围神经病变、脉管炎、脑血管等疾病导致痛温觉减退
环境因素	老年人黑色素细胞不断减少，对有害射线的抵抗力降低，在烈日当空下曝晒，皮肤容易晒伤
治疗因素	使用药物热疗方法不当；使用烤灯等热疗仪器如温度设置、距离调节不当
照顾者因素	取暖用品、暖水瓶、微波炉、热水、热汤等使用不当，家属或照顾者未及时发现异常

二、烫伤程度评估

老年人烫伤程度的评估包括烫伤面积、烫伤深度及严重程度的评估。

（一）烫伤面积评估

1.**中国新九分法** 根据我国人体体表面积特点，将全身体表面积划分为11个9%，再加1%，构成100%，适用于较大面积烫伤的评算。其中头颈部为9%（1个9%）、双上肢为18%（2个9%）、躯干（包括会阴）为27%（3个9%）、双下肢（包括臀部）为46%（5个9%+1%）。详见表5-9。

表 5-9 中国新九分法

部位	成人各部位面积（%）
头颈	9×1=9（头部3；面部3；颈部3）
双上肢	9×2=18（双手5；双前臂6；双上臂7）
躯干	9×3=27（腹侧13；背侧13；会阴1）
双下肢	9×5+1=46（双臀5；双大腿21；双小腿13；双足7）

注：成年女性和双足各占6%。

2.**手掌法** 不论年龄、性别，以烫伤老人自己的1个手掌（五指并拢）面积为1%计算，常用于评估小面积烫伤，也可辅助九分法评估烫伤面积。

（二）烫伤深度评估

目前普遍采用3度4分法，即Ⅰ度、浅Ⅱ度、深Ⅱ度、Ⅲ度烫伤。Ⅰ度、浅Ⅱ度属浅度烫伤；深Ⅱ度、Ⅲ度属深度烫伤。烫伤深度的评估见表5-10。

表 5-10　烫伤深度评估

分度	损伤深度	临床表现	愈合过程
Ⅰ度（红斑）	表皮层	皮肤红斑、干燥、灼痛、无水疱	3～7日脱屑痊愈
浅Ⅱ度（水疱）	真皮浅层	明显红肿、剧痛；有大小不一水疱、疱壁薄；创面基底潮红	1～2周内愈合，无瘢痕，多有色素沉着
深Ⅱ度（水疱）	真皮深层	水疱较小或无水疱；感觉迟钝、拔毛痛；创面基底发白或红白相间，或可见网状栓塞血管	3～4周可愈合，有瘢痕形成和色素沉着
Ⅲ度（焦痂）	皮肤全层、皮下组织深达肌肉和骨骼	痛觉消失，无水疱；创面干燥如皮革，呈蜡白或焦黄色甚至炭化，痂下可见树枝状栓塞血管	3～4周后，焦痂自然脱落，愈合后留有瘢痕或畸形

（三）烫伤严重程度评估

按照烫伤的总面积和烫伤深度将烫伤程度分为4类（通常情况下，烫伤总面积的计算不包括Ⅰ度烫伤），见表5-11。

表 5-11　烫伤严重程度评估

烫伤程度	烫伤面积
轻度	Ⅱ度烫伤总面积在10%以下
中度	Ⅱ度烫伤面积在10%～29%，或Ⅲ度烫伤面积不足10%
重度	总面积30%～49%，或Ⅲ度烫伤面积10%～19%，或Ⅱ度、Ⅲ度烫伤面积虽未达上述范围，但并发休克、吸入性损伤或较严重的复合伤
特重度	烫伤总面积在50%以上，或Ⅲ度烫伤面积在20%以上，或存在较重的吸入性损伤、复合伤等

三、烫伤的应对措施

烫伤后，指导和协助老年人迅速脱离致伤源，尽快脱离险境。如果有窒息、心跳呼吸骤停、大出血等危及生命的情况应首先处理，除此之外，烫伤的急救处理还应谨记"五字诀"，即冲、脱、泡、盖、送。

1.**冲**　烫伤后尽快冷却治疗，立即用流动冷水轻轻冲洗伤处30分钟左右，或把烫伤部位置于洁净的冷水中浸泡30分钟以上，水温5～20℃为宜。如没有条件冲洗或浸泡，则可用冰袋冷敷。烫伤后越早进行冷却治疗，效果越好。

2.**脱**　边冲边轻柔地脱掉烫伤处的衣物，若衣物与伤处粘连在一起，切勿使用蛮力强扯，可在流动水下用剪刀剪开衣服，避免弄破伤处的水疱。

3.**泡**　脱掉烫伤出的衣物后，将烫伤处继续浸泡在冷水中15分钟左右，以减轻疼痛。

4.**盖**　用无菌敷料或清洁布类（干净的衣物、毛巾、布单）覆盖创面，避免创面再污染和损伤。

5.**送**　全面评估烫伤的严重程度，特殊部位（生殖器、会阴部）、Ⅱ度及以上烫伤都应该尽快送医院治疗。

【任务实施】

一、烫伤分级处理

烫伤分级处理措施、操作要点及操作步骤见表5-12。

表 5-12 烫伤分级处理措施

操作步骤	操作要点	备注
操作前		
评估	1.老年人：评估老年人的伤情，判断烫伤面积和深度，安抚老年人，稳定老年人情绪。老年人脱离危险现场，取舒适体位 2.环境：安静整洁，光线明亮 3.照护人员：着装整洁，修剪指甲，洗手并用干净毛巾擦干，戴口罩 4.用物：烫伤膏，一盆冷水，毛巾，水温计，无菌纱布	1.如果时间紧急，照护人员不必充分准备才帮助老年人处理烫伤，应尽快处理烫伤 2.如果有流动水，可不用准备一盆冷水；如果有烫伤创面，应用无菌纱布覆盖创面预防感染
操作中——Ⅰ度烫伤紧急处理		
核对解释	携用物至老年人面前，自我介绍，向老年人核对信息，解释操作目的、方法和注意事项	—
冷却治疗	1.测试水温，水温低于5℃ 2.立即将伤处浸泡于冷水中进行"冷却治疗"，有降温、减轻余热损伤、减轻肿胀、止痛、防止起疱等作用 3.冷却治疗30分钟，擦干皮肤 4.如果烫伤部位不是手或脚，不能将伤处浸泡在水中，则可将受伤部位用毛巾包好，再在毛巾上浇水冷却，如有冰块，冷敷效果更好	"冷却治疗"如果在烫伤5分钟后做，则只能起到止痛的作用，不能保证不起水疱，所以越早实施效果越好。"冷却治疗"水温不能低于5℃，以免冻伤
涂烫伤膏	"冷却治疗"后用烫伤膏涂于伤处，切忌使用酱油、牙膏等有颜色物质或"民间土方"涂于伤处，影响伤情的判断，甚至导致烫伤部位感染	—
操作中——Ⅱ度烫伤的紧急处理		
保护水疱	Ⅱ度烫伤"冷却治疗"后，立即报告医务人员，保护好水疱送医院进一步治疗。不要弄破水疱，不要撕去疱壁，预防创面感染	若水疱已破，不可浸泡，以防感染，可用无菌纱布或干净毛巾包裹冰块，冷敷烫伤处，尽快就医
操作中——Ⅲ度烫伤紧急处理		
保护创面	立即用纱布或干净的毛巾等包扎创面，避免污染或损伤，创面不能涂擦药物，保持清洁，立即报告医务人员，尽快就医	操作中应随时观察老年人的意识状态，如果出现面色苍白、神志不清等休克的症状，应立即拨打"120"，迅速就医
操作后——整理记录		
评估老年人	评估老年人烫伤处皮肤及意识状态，必要时转送医院继续救治	—
整理用物	整理用物，置于规定地点	—
洗手记录	记录老年人烫伤的原因，烫伤处的面积、深度及处理要点	—

二、老年人烫伤预防

（1）照护人员应将热水瓶放在老年人不易碰到的地方，不可让行动不便的老年人自己倒开水。饮开水、食用热食或热汤时，照护人员应告知老年人，待温热再食用。

（2）老年人自己洗浴或为老年人擦浴、洗漱前，必须先调试好水的温度（40℃左右）后再使用，不可直接用在老年人身上。调节水温时，先开冷水开关，再开热水开关。使用完毕后，先关热水开关，再关冷水开关。

（3）必要时才提供安全的保暖工具，切忌使用热源直接接触皮肤保暖。使用热水袋时，热水袋装70%左右热水即可，注意温度不宜过高，一般情况下50℃为宜，热水袋外要包裹一层毛巾，避免直接接触皮肤，最好睡前放在被子里暖被窝，睡觉时取出，避免整夜使用。老年人使用热源取暖时，严格按照说明书操作，避免通宵使用且不能紧贴皮肤，同时照护人员要记录并作为交接班内容。

（4）老年人应谨慎使用中药敷贴、拔火罐等，防止引起皮肤灼伤，照护人员要经常为其调换位置，密切观察皮肤变化。用各类医疗电器时不随意调节强度、距离、治疗时间等。

任务二 老年人冻伤应对

【任务情境】

李爷爷，87岁，晚上9点多，外出找孙子，天气很冷却忘戴帽子，且跑掉了鞋，孙子没找到，李爷爷回家发现忘记带钥匙，在家门口待了3个多小时后，手指呈紫黑色。

思考：1.李爷爷可能出现了什么情况？

2.李爷爷出现这种情况的原因是什么？如何防护？

【任务分析】

冻伤是指机体短时间暴露于极低温度或较长时间暴露于冰点以下的低温所引起的局部损伤。老年人冻伤多发生于寒冷季节，极少数为家族遗传。

一、老年人冻伤常见原因

1.环境因素 老年人对冷、潮湿的耐受力差，在寒冷季节里风速过大、空气潮湿时可直接或间接导致冻伤。

2.生理因素 老年人由于机体衰老，微循环差，抵抗力下降，对外界温度变化的适应和调节能力降低，耐寒力明显下降，容易导致冻伤。

3.疾病因素 老年人在意识障碍、休克、失血、营养不良、饥饿、过度疲劳、酗酒和外伤等状态下，易发生冻伤。

4.冷疗法使用不当 在照护发热老年人时，冰袋、冰毯等降温措施使用不当，可造成冻伤。

二、老年人冻伤预防

1.寒冷季节注意防寒保暖 调节室内环境，温度、湿度应适宜，温度在25℃左右，湿度在40%~60%。

2.加强冷应用的管理 照护人员要提高防范冻伤的意识，对使用冰袋降温时，注意冰袋的正确位置，当改变体位时，要随时检查冰袋是否保持原位，避免胸部、腹部及会阴的冻伤。应对使用冷疗法的老年人加强交接班管理。

3.减少冻伤的危险因素 多食高热量、富含维生素的食物。鞋袜大小、松紧要合适。经常保持鞋袜的干燥，受潮后要及时更换。避免肢体长期静止不动，应动静交替，以促进血液循环，减少冻伤发生。

【任务检测】

【课堂笔记】

（车小雯）

模块六 老年人心理照护技术

项目一 老年人心理变化

【学习目标】

知识目标 1.熟悉老年人的心理特点。
2.了解老年人心理变化的影响因素。

能力目标 1.能正确评估老年人心理变化的特点。
2.能正确分析影响老年人心理变化的影响因素。

素养目标 1.具有关爱、理解、尊重老年人的意识。
2.具有良好的协调、沟通意识与能力，善于与老年人及其家属沟通。

【概述】

进入老年期后，由于人体组织器官发生老化，生理功能日渐减退，机体整体调节功能减弱，老年人的社会适应能力、社交能力和生活能力等也受到严重影响，从而使老年人产生复杂的心理变化。此外，离退休、丧偶、空巢、经济窘迫、家庭不和等生活事件，也直接影响老年人的身心健康。因此，及时、正确地了解老年人的心理特点及其影响因素，采取有效措施维护和促进老年人的心理健康十分必要。

【任务情境】

张奶奶，62岁。她的口头禅是"过去我们如何如何""今天你们怎样怎样"。在她看来，现在的年轻人太不懂事，不懂勤俭节约，只管个人享受，现在的电视剧也花里胡哨，远不如20世纪80年代的单纯健康；现在的社会太复杂，遍地都充满诱惑，到处都有意外，日子过得总是不安全。

任务：1.请你制作一份关于"老年个性心理变化特点"的科普宣传材料。

2.针对张奶奶固执、唠叨、怀旧等现象，为其家人提供心理应对措施。

【任务分析】

一、老年人的心理变化特点

人的心理活动包括心理过程和人格两部分。心理过程包括感觉、知觉、记忆、思维、情感、意志行为等内容。老年人的心理特点主要表现在以下几方面。

（一）感知觉变化特点

1. 感觉　老年人的感觉器官随年龄增长而发生敏感性变化，会导致其感觉反应异常，如视力下降，听觉、味觉、嗅觉减退，皮肤对温度觉、疼痛觉反应迟钝等（表6-1）。

表6-1　老年人感觉变化特点

感觉类别	发生的变化
视觉	老花眼、视力减退，对弱光和强光的敏感性降低
听觉	耳聋、耳背，对高音的听力随年龄增长下降明显，而低音部分变化不明显
味觉	对原来熟悉的某几种味道感觉减退
嗅觉	嗅觉感受的灵敏度也随着年龄增长而下降
温度感觉和痛觉	减退

2. 知觉　老年人随着年龄增长知觉反应相对减慢。但人们对当前周围事物的知觉是在过去经验的基础上进行的，老年人经验丰富，其知觉的正确性一般仍较高。此外，老年人对物体大小、空间关系和运动速度判断上的差错，偶尔会导致生活上的过失。

（二）记忆变化特点

（1）记忆的速度和效率下降，学习时间比年轻人长，容易遗忘细节信息。

（2）记忆具有可塑性。老年人的远事记忆良好，近事记忆衰退。

（3）意义识记（在理解基础上的记忆）保持较好，而机械记忆（靠死记硬背的记忆）减退较快。

（4）从再认活动来看，当所记对象再次出现时老年人能够认出来的记忆保持较好，但是直接回忆起对象的记忆则明显减退。

（5）初级记忆保持得较好，而次级记忆减退比较明显。

（三）智力变化特点

智力是一种整体的、综合的能力，是个人学习和保持知识、进行判断推理以应付新环境的能力。智力可分为"晶态智力"和"液态智力"。前者主要是后天获得的，与知识、文化、经验积累和领悟能力（例如知识、理解力）等有关；后者主要与大脑、神经系统、感觉和运动器官的生理结构及功能有关。

老年人的液态智力下降，晶态智力水平仍然很高。液态智力随年龄的增长衰退较早，而晶态智力并不随年龄增长而逐渐减退，随着后天的学习、经验的积累，有的甚至还有所提高。

（四）思维变化特点

思维是人的中枢神经系统在对感知觉的信息进行分析、综合、比较、抽象、概括以后，对客观事物所进行的间接、概括的反映过程。老年人的思维能力衰退较晚，特别是与自己熟悉的专业有关的思维能力在年老时仍能保持。老年人思维衰退的主要表现：不能集中精力思考问题、思维迟缓、计算速度减慢、计算能力减退等。此外，思维的衰退对老年人的语言表达能力也产生很大影响，如对语言的理解力、讲话的速度逐渐减慢，常词不达意；也常表现在对概念、逻辑推理和问题解决方面的能力减退。

（五）情绪情感变化特点

情绪情感是个体对客观事物的态度和体验，如喜、怒、哀、乐等，有时还伴有外部表情的变化。老年人积极的情绪情感包括愉快感、自主感、自尊感等，而消极情绪包括紧张害怕、孤独、失落、抑郁等。老年人情绪变化具体的表现如下。

1.消极情绪敏感性降低　随着人的衰老，大脑对情绪上的消极刺激敏感性较低，使得老年人对美好积极的事物做出更多的回应，对黑暗和悲伤的东西则多少有些"麻木不仁"。

2.情绪体验时间长　由于老年期中枢神经系统内发生的生理变化以及内稳态的调整能力降低，老年人的情绪一旦被激发就需要花费较长时间才能恢复平静。

3.情绪变化无常　有些老年人，情感会变得像孩童一样反复无常，甚至近乎幼稚，故通常对老年人有"老小孩"之称。

（六）人格变化特点

老年人的人格变化有以下共同特点。

1.自我为中心　由于跟外界接触减少，对他人的关注及兴趣降低，相对较关注自己的事，这可能与老年人精力有限，精力再分配困难有关。

2.适应能力下降　在家庭或社会发生重大变化时，老年人由于适应能力减退，不易承受重大生活事件的打击。

3.缺乏灵活性　待人处事常表现为刻板、固执，缺乏应变能力，不能很快地想出变通的办法，对新事物的接受能力降低。

4.猜疑与自卑心理　一些老年人由于退休，认为自己什么也不干了，对社会无贡献了，对过去的老同事、老朋友相遇未主动打招呼，认为别人看不起自己，不再尊重自己，从而产生了自卑心理。

5.办事谨小慎微　老年人处理事物常看重是否正确、准确，不重视速度，思前想后，左思右想的反复推敲，显得保守。

（七）注意力变化特点

步入老年阶段，老年人出现注意力减退和注意力不集中的表现。人在年轻时能感知和注意外界环境中的对象数量原本不多，到了老年时可能注意一个对象都困难。另外，老年人注意的选择功能也受到损害，不能清楚地分辨什么是重要信息和次要信息；在保持对信息的注意方面，也存在着结构和内容的更多缺失，难以保持信息的完整性；而对于注意的调控能力，则不可避免地走向僵化和低效。注意力的老化严重危害着老年人的身心健康，尤其是在人身安全方面更为突出。

二、老年人心理变化的影响因素

（一）生理因素

随着年龄的增长，人体器官功能开始逐渐减退，机体各种生理功能下降，如感知功能、骨骼和肌肉系统功能、神经系统功能明显减退，导致老年人反应迟钝、记忆力减退、行动缓慢、注意力涣散、体力不足，这些正常的衰老变化使老年人产生"垂暮感"，悲观、孤独、抑郁等不良情绪随之而来。

（二）社会角色因素

由于老年人离退休而导致社会地位、社会角色、生活环境的改变，使一些老年人难以适应，认为自己没用了，成了"废人"，进而产生抑郁、烦躁、沮丧等心理，这些不良心理又会加速机体的老化。此外，随着子女长大成人，老年人在家庭中的"主导"地位和"影响力"逐渐缩小，因而对生活的态度变得消极，精神上的依赖性增强，在生活、习惯、情绪、人际关系等诸多方面产生不适应现象，也影响着老年人的心理状态。

（三）家庭和经济因素

离退休后，老年人常以家庭的活动为中心，家庭成为老年人主要的生活环境。家庭生活质量直接影响老年人的生存质量，尤其是家庭不和、空巢的老年人经常会遇到一些生活方面的问题，例如家庭成员之间有矛盾、老年人生病无人照顾等问题，必然会影响老年人的情绪，使老年人产生心理负担，不利于老年人的身心健康。此外，还要格外关注丧偶老年人的心理状况，如果多年夫妻间形成的互相关爱、互相支持的平衡状态突然被打破，往往会使老年人感到生活乏味、无望，乃至积郁成疾。退休后经济收入明显减少或无收入等现实问题不但给老年人带来沉重的心理压力，也常使老年人焦虑不安。

（四）疾病因素

随着各个系统生理功能的全面衰退，老年人对环境的适应能力和对疾病的抵抗能力下降，各种疾病明显增多，而且70%以上是慢性疾病。尤其是长期患有慢性病的老年人，其活动能力受限，日常生活失去自主性，这会影响老年人的自尊心与自信心，降低自我价值感，从而产生悲观、焦虑等消极情绪，导致心理健康水平下降。

（五）死亡的威胁

有的老年人在经历了周围亲人、朋友的死亡后，已经能够调整自己对待死亡的态度和情绪，对死亡有一定的思想准备，他们会比较勇敢、坦然地面对死亡问题；但也有部分老年人表现出害怕、恐惧和悲观的情绪反应，甚至产生死亡恐惧症。

【课堂笔记】

（李燕燕）

项目二　老年人常见的心理健康问题及原因

【学习目标】

知识目标　1.掌握离退休综合征、空巢综合征、老年丧偶后的适应问题的临床表现。

　　　　　2.了解离退休综合征、空巢综合征、老年丧偶后的适应问题、老年再婚难的原因。

能力目标　1.能正确评估并识别离退休综合征、空巢综合征、老年丧偶后的适应问题的临床表现。

　　　　　2.能正确分析离退休综合征、空巢综合征、老年丧偶后的适应问题的相关原因。

素养目标　1.具有尊重、理解老年人的意识，富有耐心、爱心、责任心。

　　　　　2.具有良好的协调、沟通意识与能力，善于与老年人及其家属沟通。

【概述】

随着人口老龄化趋势的加速发展，老年心理问题逐渐受到社会的关注。进入老年期，因身体各项机能发生退行性变化以及社会、生活环境的改变，老年人出现了一些特有的心理问题。老年人的心理健康状况与其生活质量密切相关。因此，正确认识老年人的心理特点，对老年人提供及时、必要的心理支持及帮助，对于提高老年人的心理健康水平及生活质量具有很大的现实意义。

【任务情境】

张爷爷，62岁，从国企负责人岗位上退下来开始了清闲的晚年生活，平时带带孙子、买买菜、遛遛鸟，但仍不顺心，失落感压在心头。他渐渐感到空虚、烦躁，并有头痛、乏力、食欲减退、夜不能寐等症状。去医院神经科进行了CT、脑电图、心电图等检查，均未见明显异常。

　　思考：1.张爷爷可能出现了什么问题？他还需要进一步做哪些检查？

　　　　　2.张爷爷出现问题的原因有哪些？

【任务分析】

一、离退休综合征

离退休综合征是指老年人在离退休以后所出现的适应性心理障碍。老年人由于离退休后不能适应新的社会角色、生活环境和生活方式的变化而出现焦虑、抑郁、悲哀、恐惧等消极情绪，或因此产生偏离常态行为。这种心理障碍往往会引发其他躯体疾病，影响老年人身心健康。从社会心理学的观点来看，离退休综合征主要是由于部分老年人退休后不能很好地进行"角色转换",即不能很快地从"工作态"转换到"休闲状态"所致。因此,离退休综合征多发生于事业心强、平时工作繁忙、争强好胜或毫无心理准备而突然离退休的老年人。

（一）原因

1.缺乏足够的心理准备 退休前老年人如对离退休这一重大生活事件缺乏足够的心理准备,则会发生强烈的情绪体验,从而破坏人体的内环境稳定,造成内分泌功能的紊乱,中枢神经功能失调。

2.个性特点 由于个性上的原因,有些离退休后的老年人难以适应离退休所带来的生活变化。一般情况下,平素工作繁忙、事业心强、严谨、固执、急躁和过度内向的人易患离退休综合征,因为他们过去每天都紧张忙碌,突然变得无所事事,再加上个性上的原因,很容易出现心理失调。

3.缺少社会支持 老年人离退休后,作为其重要社会支持者的亲朋好友和社会团体成员与老年人的来往如果明显减少,或老年人人际交往不良,不善交际,缺少社会支持,都易使老年人产生孤独寂寞、空虚等消极情绪,导致离退休综合征的出现。

4.价值感丧失 离退休老年人离开了原来的工作岗位,突然感到失去了人生的社会价值,产生无能无用、无望无助的负性情绪。如不能及时调整,久而久之也会导致老年人心理失调。尤其离退休前是拥有权利的领导干部易患离退休综合征,因为这些老年人要经历从前呼后拥到形单影只的心理落差,短时间难以适应。

5.性别差异 受我国传统的"男主外,女主内"家庭模式的影响,通常情况下,男性比女性更难适应离退休的各种变化。男性退休后,活动范围由"外"转向"内",这种转换较女性相比更明显,因此,离退休后的心理平衡也较难维持。

6.个人爱好 退休前无特殊爱好的老年人容易发生离退休综合征,因为这些老年人退休后失去了精神寄托,生活变得枯燥、乏味,缺乏生活的情趣。而那些退休前就有广泛爱好的老年人则不同,工作重担卸下后,他们反而可以充分享受生活乐趣,自然不易出现心理失衡。

（二）临床表现

1.焦虑 表现为心烦意乱,坐卧不安,行为重复,有搓手动作,无法自控;不知所措;不能集中注意力;性格变化明显,容易急躁和发脾气;做事缺乏耐心,对任何事都不满,脑子里总爱回忆着以往的经历;每当别人在议论工作时,总是敏感、多疑,常猜疑他人是否有意针对或刺激自己,因此,常常烦躁不安。有些人可出现高度紧张、恐惧感,伴失眠、多梦、心悸、出汗、阵发性全身燥热等自主神经功能紊乱的症状。

2.抑郁 常表现为情绪低落,沮丧、郁闷,意志消沉、萎靡不振;有强烈的孤独感、失落感和无用感,对未来生活失去信心,感到悲观绝望;行为退缩,兴趣减退,乐趣缺失,不愿主动与人交往,严重时可出现个人生活不能自理。

3.躯体不适 表现为头晕、头痛、失眠、胸闷、腹痛、乏力、全身不适等症状,且现有躯体疾病无法解释这些症状。绝大多数老年人在1年内恢复,性情急躁而固执的老年人则需较长时间。应警惕老年人转化为抑郁而自杀。

当然，并不是每一个离退休的老年人都会出现上述情况，离退休综合征的形成与每个人的兴趣爱好、性格特征及价值观念都有着密切的关系。

二、空巢综合征

"空巢家庭"是指家中无子女共同生活，只剩下老年人独自生活的家庭。包括单身老年人的家庭和夫妇老年人的家庭，又可进一步分为绝对空巢家庭和相对空巢家庭，前者主要包括子女均在国外或外地或无子女的老年人；后者指子女与父母在同一个城市但不在一起吃住。通常认为，子女与父母分开6个月以上，则可判定为空巢家庭。

生活在空巢家庭中的老年人常由于人际关系疏远，缺乏精神慰藉而产生被分离、舍弃的感觉，出现孤独、寂寞、空虚、伤感、精神萎靡、情绪低落等一系列心理失调症状，称为空巢综合征。空巢家庭的数量和比例正以前所未有的速度增长，因此，空巢已是普遍的社会问题。

（一）原因

1.老年人独居时间增多　包括以下原因：①由于年轻人外出务工、子女出国等人口流动增多，许多子女无法与老年人居住在一起；②因住房紧张、子女不能与老年人一起生活；或年轻人追求自由与自己的生活方式等，造成不能或不愿意与老年人一起居住；③一些老年人希望自己有更多的自由空间而选择与子女分居；④部分老年人因对久居的住所怀有深厚感情，自身不愿意离开熟悉的环境，从而选择与子女分开生活；⑤其他因素，如子女工作繁忙，无暇顾及老年人；子女赡养老年人的观念意识淡薄，嫌弃老年人，不愿与老年人一起居住等。

2.心理衰老　心理衰老是父母因子女"离巢"而产生心理失调的重要原因。人过了四五十岁以后，进入心理衰老期。随着自我生存能力和自我价值感的不断降低，他们自认为从叱咤风云人物逐渐沦落为社会弱者。这种自我衰老感很容易使他们产生对人际疏远的恐惧。而在所有人际关系中，子女关系是最特殊的，是建立在最直接的血缘关系基础上的亲情关系。一旦子女因工作、学习的需要而远离父母，或者结婚另过，则父母自然会产生一种被疏离、舍弃的感觉。即便是子女结婚后能够经常回来看望父母，父母也会觉得自己的孩子变成别人的人了，自己与子女的感情已是今非昔比，于是内心不免忧伤、痛苦。

3.角色的丧失　许多父母，把养育子女当作他们个人生活的最重要内容，甚至是唯一内容，因而父亲角色或母亲角色对他们的自我认同感是至关重要的，是他们身份、自我价值和情感的来源。一旦子女长大离家，父母亲的角色便开始部分丧失甚至全部丧失。这种情况的出现令父母十分痛苦和难以接受，会造成严重的心理压力，由此可能产生空巢综合征。

4.社会化养老保障体制及设施不健全　我国老龄化速度之快前所未有，其在政治、经济、文化和社会等诸多层面带来的冲击空前强烈。目前我国在应对人口老龄化问题上还存在着制度准备不足、老龄保障和服务发展滞后等问题。

（二）临床表现

1.情绪方面 空巢家庭中的老年人，常有孤独、思念亲人、无助等复杂的情感体验。多数表现为情绪低落、寂寞、空虚、伤感、精神萎靡。有时失落感与成就感交织在一起，表现为心神不宁、无所适从、茫然无助等。

2.认知方面 多数人出现自责倾向，认为自己过去有许多对不起子女的地方，如对子女的关心、照顾和疼爱不够，没有完全尽到做父母的责任和义务等。但有时也会产生埋怨子女的倾向，觉得子女对父母的回报不够，只顾个人的利益而忍心让父母独守"空巢"等。

3.生理方面

（1）躯体化症状 受"空巢"应激影响产生的不良情绪，可导致老年人出现一系列躯体症状，如失眠、早醒、睡眠质量差、头痛、心慌气短、食欲不振、消化不良等。

（2）疼痛泛化 老年人本身常有一些慢性疾病引起的疼痛，但没有达到严重程度，"空巢综合征"可能使疼痛加重，也就是所谓的"孤独感引起的疼痛泛化"，使老年人的生活质量受到很大影响。

三、老年人婚姻家庭问题

老年人生活的重心转向家庭，家庭生活和睦与否直接关系到老年人的生活质量。老年人都有安享天年的愿望。为了营造美好的晚年生活，子女晚辈们要尽孝道，关心、爱护老年人，老年人亦应明确自己的角色，付出自己的努力。

（一）老年丧偶后的适应问题

对于老年人来说最为紧张、影响最大的事件是配偶的死亡，在生活中显然需要较大的再调整。丧偶对老年人是极其沉重的打击，这种打击如果不能妥善调适，有时会带来不同程度的精神障碍，严重者会使丧偶的人患重病甚至死亡。这是因为老年夫妻感情深，互相需要的程度高。老年夫妻有长期共同的生活经历，生活模式的相互适应持久，并且很稳固，特别是有病相扶持，无事话沧桑，这些都是别人无法替代的。

1.丧偶老年人的心理表现

（1）悲伤心理 情感麻木、迟钝，无法集中注意力，对离世老伴具有强烈的渴望和怀念。严重时会有绝望感，甚至产生幻想或错觉。

（2）孤独心理 孤独是丧偶老年人最常见的心理反应之一，大约70%的老年丧偶妇女认为孤独是日常生活中最难应对的问题。丧偶老年人在丧偶后的一段时间内，难以适应丧偶后的生活，产生孤独、沮丧、无所适从、无助无望、抑郁的心理。如果此类情绪持续过久，有些丧偶老年人甚至出现包括丧偶后抑郁症在内的各种精神疾患，或使原有的躯体疾病加重，进而影响身体健康，甚至导致死亡。

（3）自责心理 常有对不起已故老伴的自责心理。例如责备自己无能为力治愈罹患绝症的老伴。

（4）愤怒情绪 对子女或已故老伴产生一种愤怒感。例如对子女未能在老伴生前多加照顾的行为给以指责，对老伴去世后的生活有压力而对老伴产生抱怨。

（5）躯体不适　大部分丧偶老年人会表现出睡眠障碍、疲劳、注意力不集中、食欲不振等一系列躯体症状，其中睡眠障碍是丧偶老年人最突出的健康问题。

（6）严重抑郁　丧失性和羞辱性事件更容易促发抑郁发作，而丧偶是老年人严重的丧失性负性生活事件，会使丧偶者产生严重的抑郁情绪。丧偶第一年，近一半的老年人可能会发生严重抑郁。

2.丧偶老年人的心理变化阶段

（1）震惊阶段　表现为拒绝接受现实，所有的心理活动集中指向新近的死者，许多人往往痛不欲生，简直到了欲死不能的地步，有的老年人可能整天哭泣甚至拒绝死者火化或下葬。

（2）情绪波动阶段　表现为对其他人发怒或带有敌意，容易无缘无故地和别人争吵，或要求他人的支持和帮助。由于失去配偶，旧的依恋关系已不复存在，悲伤的情绪开始向他人发泄，老年人可能常常会不顾别人是否愿意听，就对一切人诉说自己的不幸，希望得到别人的同情和帮助。

（3）孤独感产生阶段　表现为回忆往昔。死者已经不在，存留者常常会不自觉地反复回忆老伴在世的点点滴滴，往往沉浸在过去的有老伴的生活中不能自拔，产生不安全感及孤独无助感。

（4）悲观绝望阶段　表现为已清楚地意识到配偶已永远地失去，正常的生活已被彻底打乱，整个身心被绝望占据。

（5）宽慰自我阶段　表现为开始自我调节，把自己的情感转移到其他人或事上去，主动地压抑悲痛的情绪，从表面上看，情绪完全恢复正常。

（6）重建生活新模式阶段　表现为开始从绝望中走出来，向往着正常的生活并开始新的生活。

这6个阶段的长短因人而异，心理问题主要发生在前4个阶段。每个阶段的时间是可以通过心理调适来缩短的，因此，作为丧偶老年人的家属，应尽快帮助老年人摆脱痛苦，开始新的生活。

（二）老年人再婚的适应问题

常言道："少年夫妻老来伴。"人到老年，夫妻间的伴侣作用更显突出与重要。然而岁月无情，一方突然离去，留给另一方的无疑是伴侣缺失状态下如何承担鳏寡孤独带来的沉重压力，或面对如何改变生存与生活质量的挑战。这个时候就会考虑再婚，那么如何对待再婚问题，是老年人自身、家人及整个社会都应关注的话题。

1.老年人再婚难的原因

（1）老年人自身观念　有的老年人头脑中存有传统的封建伦理道德观念，认为自己这么大年纪，再寻找配偶，觉得脸上不光彩，怕邻居和过去的同事议论。有的老年人怕再婚带来新的家庭矛盾，徒增麻烦，所以宁可忍受孤独，也不再婚；个别老年人患得患失，论地位，讲条件，过分计较利害，左顾右盼，始终迈不开再婚的步子；还有的老年人由于与原来的配偶感情很深，如果再婚，感到对不起过世的老伴。

（2）子女反对　这是老年人再婚的主要障碍之一。子女反对自己的父亲或母亲再婚，原因有多方面。有的怕遗产落入他人之手，担心自己应该继承的遗产得不到；有的怕别人议论自己对长辈不孝，迫使长辈再婚；有的不愿与继父或继母相处，更不愿意将来伺候继父继母；还有的认为长辈再婚是给自己丢了面子，因此坚决阻止老年人再婚。

（3）世俗和舆论的反对　现在仍有一些老年人抱着封建礼教不放，尤其是一些女性单身老年人，在她们眼里，"女子从一而终"的思想仍然是衡量人感情的标尺。他们的指指点点也给再婚老年人造成了一定的心理压力。

2.老年人再婚心理困扰的表现

（1）再婚心理盲目性　再婚者是找个老伴搭伴过日子，缺乏对婚姻审慎的思考，往往在凑合的心理下，缺乏足够的心理准备及彼此的深入了解就再次进入婚姻大门。

（2）婚后补偿心理，对再婚期望过高　再婚者深层次上往往并不满足于凑合，反而对再婚怀有较高的期望值，希望能够通过再婚弥补心理失落。这种期望值一旦高于实际值，就会感到失望。

（3）怀旧心理延长了与新伴侣的感情磨合期　再婚后会不由自主地对照现任老伴和前任，对前任的优点会无意识地放大，过去生活里已经磨合好的习惯也倾向于肯定和留恋，这些都会降低对再婚生活的满意度。

（4）心理自我防卫失当，影响彼此心理相容　由于老年人再婚受到子女、风俗习惯等多因素影响，潜意识中会不自觉地运用自我防卫机制，存有戒备心理，难以全身心投入新生活。

【课堂笔记】

（李燕燕）

项目三　老年人常用心理护理技术

【学习目标】

知识目标 1.掌握支持性疗法、渐进式肌肉放松训练的操作方法。
2.了解老年心理治疗的意义。

能力目标 1.能正确为老年人选择合适的心理治疗及护理方法。
2.能正确为老年人实施支持性疗法、渐进式肌肉放松训练的指导。

素养目标 1.具有关爱老年人的意识，关心老年人的需要。
2.具有良好的协调、沟通意识与能力，善于与老年人及其家属沟通。
3.具有同理心，尊重老年人，富有耐心、爱心、责任心。

【概述】

随着年龄的增长，老年人群的心理功能伴随生理功能的减退、家庭环境以及社会角色的转变而出现老化，部分老年人出现不同程度的心理健康问题。心理护理是指在护理实践中，照护者以心理学知识和理论为指导，以良好的人际关系为基础，按一定的程序，运用各种心理学方法和技术消除或缓解老年人不良心理状态和行为。开展老年人心理护理，提高老年人的心理健康，使老年人在身心愉悦的状态下度过晚年生活，已经成为当今老年人心理护理的重要内容，更是贯彻落实国家"加强重点人群心理健康"这一政策的重要体现。

【任务情境】

王老太太，74岁，往日精神还不错的她近半年变得不爱运动。动作缓慢，很少的家务劳动需很长时间才能完成，也不爱主动讲话，每次都以简短低弱的言语答复家人。面部表情变化少，有时双眼凝视，对外界常常无动于衷，只有在提及她故去的老伴时，她才眼含泪花，说许多事情自己都做不了，或者想不起怎么做，头脑一片空白。

思考：1.王老太太可能出现了什么问题？致病因素有哪些？
2.如何对王老太太进行心理护理？

【任务分析】

一、心理护理中常用的治疗方法

老年人心理治疗和一般人群的心理治疗一样，都是运用心理学原理的相关理论和有关医学理论，对其心理问题、心理障碍进行治疗，以实现心理健康。心理治疗的方法很多，而老年人经常使用的心理治疗的方法包括支持性疗法、放松疗法、系统脱敏治疗法、认识领悟疗法、森田疗法、暗示疗法、音乐疗法、一般性心理治疗及理性情绪疗法等。

心理治疗是一项专业性和技术性较强的工作。在上述众多常用心理治疗方法之中，通常情况下，对老年人开展心理治疗时需要掌握心理治疗技术和方法的专业心理咨询师或心理治疗师方能实施。下面介绍几种照护者通过专业训练后也能对老年人开展的心理照护技术。

（一）支持性疗法

1.概述　支持性疗法是目前临床常用的心理治疗方法之一，不需要特殊的条件和设备，属于较易掌握和应用的方法。一般临床各科医护工作者通过短期的学习都能较快掌握，可应用于临床实践，是普及型心理治疗的重要方法之一。医护人员应用劝导、启发、鼓励、同情等指导性方式，消除老年人的疑虑，以保证、说服、评价等方法帮助和指导老年人分析所面临的问题，使其能遵循正确的生活方式恢复心身机能平衡，这种方法就是支持性疗法。

2.具体方法　可采用个别或集体方式进行，主要是以医护人员和老年人对话为主，具体步骤如下。

（1）收集资料。收集老年人的发病原因、家庭情况、社会背景、文化程度等一般性资料。

（2）心理诊断。通过检查及心理测验，明确心理问题的性质和严重程度。

（3）与老年人交谈。问题明确之后，照护者可与老年人交谈并交换意见。谈话的房间要安静，最好单独进行。

（4）先由老年人谈自己的病情以及对病情的看法等。

（5）照护者根据老年人的叙述及诊断的结果，向其说明问题的性质、原因、预后等问题，并结合适度安慰、鼓励、保证、暗示等方法进行，消除老年人对疾病的紧张、恐惧、悲观、消极等不良情绪，改变或纠正老年人对疾病的错误认识，促使老年人积极参与治疗。在治疗的过程中，老年人若有意见可以保留，切忌与老年人发生争吵。

（6）每次治疗的时间一般以1小时为宜，每周不超过3次。一个疗程可视情况而定，一般不超过10次。

（二）放松疗法

1.概述　放松疗法也称放松训练或松弛疗法，是通过一定的肌肉松弛训练程序，有意识地控制自身的心理生理活动，降低唤醒水平，改善躯体症状及心理功能紊乱状态，达到治疗疾病的作用。放松训练现在可以独立地作为一种治疗心理、生理障碍的方法，应用日趋广泛。放松疗法是比较简单易行的，多数情况下，通过训练效果较好。

2.常用方法及注意事项　常用的放松方法有被动式肌肉放松训练、渐进式肌肉放松训练、呼吸放松训练、生物反馈训练以及中国的静气功训练等。放松训练在做法上要注意循序渐进，放松训练的速度要缓慢。对身体某部分肌肉进行放松时，一定要留有充分时间，以便让老年人细心体会当时的放松感觉。

放松训练有多种形式，渐进式肌肉放松训练是其中最常用的一种放松方法，它通过循序渐进的放松（一般是从上到下），使一组一组肌群放松，最后达到全身放松。在每一组肌肉放松的过程中，要求先紧张这组肌群，再放松。训练中强调体验肌肉紧张和放松的感受，每组肌群紧张和放松重复2次，一次持续10秒，中间停5秒。放松顺序：手臂—头部—躯干—腿部。放松方法：集中注意—肌紧张—保持肌紧张—解除紧张—肌松弛。

二、老年心理护理的意义

现代医学的高度发展揭示了人类许多器质性病变均与心理因素有关。当代医学心理学的研究证明，老年人的心理活动以及照护者对老年人施加的心理影响，直接影响其治疗效果。因此，临床上有护理先行的说法。

三、老年心理护理中的注意事项

（1）照护者的言行是心理治疗的核心内容之一。照护者的言语、表情、姿势、态度、行为等都会对老年人的心理造成影响，使老年人的病理过程发生变化，照护者有耐心、和蔼和富有同情心的态度、暖人心田的言语、权威性的解释和暗示都是心理治疗的重要内容，其作用有时会远远超过药物的作用。

（2）由于老年求助者的年龄通常比治疗者高，人生经验也较丰富，因此治疗者要以"尊敬长辈"的心态与老年人接触。这样会使老年求助者愿意接受治疗，提高其治疗信心。

（3）年龄大的老年人遇到心理挫折与困难，多半与"丧偶""孤独""寂寞"，缺少"关心"与"乐趣"，需要"照顾"有关，因此，治疗者进行治疗时，针对这些问题，力求采取"亲切""关怀""同情""支持""有兴趣"等态度，使治疗过程成为一个享受的过程。

（4）由于老年人的性格已经定型，其反应方式也比较固定，因此，治疗策略及目的不在于其根本改变，而在于顺应其原有的特点与性格，使之适应环境。

【拓展学习】

渐进式肌肉
放松训练操作

【任务检测】

【课堂笔记】

（李燕燕）

模块七 老年人常见病的照护技术

项目一 失智症的照护技术

【学习目标】

知识目标	1.掌握认知障碍及行为精神症状的照护要点。
	2.了解失智症的概念、常见类型、分期、常见症状。
能力目标	1.能对失智症早期症状进行识别。
	2.能针对失智症老年人进行科学的照护。
素养目标	1.对失智症老年人有同情心,能了解并理解老年人的感受。
	2.具有良好的协调、沟通意识与能力,有效和失智症老年人及其家属进行沟通。
	3.尊重老年人,富有耐心、爱心、责任心。

【概述】

随着社会老龄化进程的加快,我国失智症老年人的比例越来越高,为了能给失智症老年人提供有尊严的专业照护,照护人员应当具备失智症照护的专业知识。本任务将介绍失智症的疾病知识以及如何对失智症老年人进行照护。

任务一 失智症概述

【任务情境】

王爷爷,80岁,大学文化程度,以前是一位工程师,退休前工作比较忙,经常利用业余时间学习专业知识,不善于交际,平时社交活动不多。退休后感觉无所事事,非常无聊,但仍不喜欢交际,儿女们平时忙于工作,老伴已去世10年,王爷爷常常一个人在家,读书看报,做点家务。近3年,王爷爷觉得自己的记忆力越来越差,经常丢三落四,常常一件事情跟家人说很多次,做饭忘记关火,出门买东西算账经常算错。

思考:王爷爷可能是患了什么疾病?

【任务分析】

失智的表现多种多样,只有学习了疾病的相关基础知识,才能更好地为失智症老年人提供专业的照护。本任务主要介绍失智症的概念、分型、症状、分期、诊断及治疗。

一、失智症的基本概念

失智症也称"痴呆",是一种进行性发展的致死性神经退行性疾病,临床特征主要为认知障碍、精神行为异常和社会生活功能减退。虽然"痴呆"是医学规范名词,但公众对"痴呆"知识匮乏,仅从字面看,可能会产生羞耻感和歧视,一旦确诊为"痴呆",老年人和家属常常不愿意接受和认可。有人用"阿尔茨海默病"来代替痴呆诊断,但"阿尔茨海默病"仅仅是痴呆的一种类型,因此现在我国通常采用"失智症"一词。

二、失智症的患病率及预后

《世界阿尔茨海默病2018年报告》中指出,全球每3秒钟就将有1例失智症老年人产生。有数据统计,目前中国失智症老年人超过1000万人,其中60%为阿尔茨海默病。失智症最大的危险因素是高龄,各国/地区的患病率因老龄化程度不同而有所差异。年龄越大,患病率越高。65岁以上人群发病率为5%,80岁以上发病率超过30%。预计到2050年,中国失智症老年人将超过2000万人;其中75岁以上老年人10%患有智能障碍,85岁以上老年人中1/3为失智症老年人。绝大多数人患失智症都不可治愈,也无法逆转病程的发展。绝大部分老年人最后生活质量低下,甚至受到各种人身限制,不能享有基本权利和自由。

三、失智症的分型

退化性失智症主要为神经退行性病变引起的失智,主要包括阿尔茨海默病、路易体痴呆、额颞叶痴呆、帕金森病性痴呆等。

1.阿尔茨海默病 是最常见的失智症类型,又叫老年性痴呆,以进行性认知功能障碍和行为损害为特征的中枢神经系统退行性病变。主要是海马回及大脑皮质神经细胞发生了退化病变,神经细胞中可见两种典型的病理性改变——β-淀粉样斑块和神经原纤维缠结。近期记忆显著下降是阿尔茨海默病的早期表现,随后可出现定向力障碍、判断力受损、思维混乱、行为改变、语言表达困难、吞咽和行走困难等。诊断出阿尔茨海默病后,老年人的平均生存年限是(5.9±3.7)年,也有生存期达到20年的病例。

2.路易体痴呆 典型病理改变为大脑皮质、海马、脑干等部位神经细胞中出现路易小体,路易小体可导致神经元功能紊乱和凋亡。路易体痴呆在疾病早期并不一定表现出突出的记忆障碍,其特征是注意力和执行功能缺损。老年人的认知功能(尤其是注意力和警觉性)呈波动性变化,易出现视幻觉,还可出现帕金森综合征表现,如震颤、肌肉僵硬和动作迟缓等。

3.额颞叶痴呆 是以额颞叶萎缩为特征的痴呆类型。大脑皮质的萎缩是局部的,主要集中在额叶的前分和部分的颞叶。主要表现为进行性的精神行为异常、执行功能障碍及语言功能障碍,如自制力丧失、好冲动、不修边幅、情感淡漠、食欲亢进、行为重复而刻板等。其病程通常在5~12年。

4.血管性失智症 泛指由于血管因素造成的痴呆,也称血管性痴呆,指由缺血或出血性脑卒中等导致脑区低灌注或损害的脑血管疾病所致的记忆力及其他认知功能损害的认知障碍综合征。高龄、吸烟史、复发性卒中史和有血管危险因素（高血压、糖尿病、高血脂等）者易患血管性失智症。

5.混合性失智症　两种或两种以上原因导致的失智症。最常见的为阿尔茨海默病合并血管性失智症。

6.其他类型失智症　由酗酒、尿毒症、脑肿瘤、贫血、维生素B_{12}缺乏、艾滋病、梅毒、甲状腺功能低下等疾病造成。

四、失智症的病程分期

1.无症状期　此期老年人的认知功能没有任何减退，但脑内神经元的代谢及电活动可能已经在发生变化，将来可能会向功能衰退的方向发展。

2.主观记忆力下降期　此期老年人自我感觉记忆力和其他思维能力下降，但不影响正常工作和生活，认知功能测评检查无异常。

3.轻度认知障碍期　此期老年人自我感觉记忆力和其他思维能力下降，但不明显影响正常工作和生活，认知功能测评检查有异常。

4.失智症期　此期老年人的记忆力和其他认知能力下降，影响工作和生活，认知功能测评检查可发现有认知损害。此期又可分为早、中、晚期。

（1）早期　记忆力减退为最常见症状，使用复杂工具的能力降低，导致购物、理财、个人工作等出现问题。

（2）中期　又称混乱期，此期老年人记忆力及认知能力较早期减退更严重，常合并精神行为异常，是最难照护的阶段。

（3）晚期　又称最末期，老年人的各项生活能力几乎晚期退化，整日卧床，常不能言语，只能发出咕噜声，日常起居晚期依赖照护者。

五、失智症的主要症状

失智症的分期只是大致的划分，不同老年人脑功能的衰退速度不同。且每位老年人损伤的脑区和程度都有所不同，并非所有失智症老年人都会出现相同的症状。因此失智症老年人既有许多共性的症状，但每位老年人的表现又各不相同，需要个性化的对待和照顾。失智症的症状大致分为"ABC"三类：A（activity），即日常生活能力减退；B（behavior），即精神行为症状；C（cognition），即认知功能下降。

1.日常生活能力减退（A）　日常生活能力（ADL）包括基本 ADL（BADL）和工具性 ADL（IADL）。BADL 主要包括如厕、进食、穿脱衣、梳洗、行走和洗澡。IADL 主要包括使用电话、购物、备餐、做家务、洗衣、独自乘公交车、遵嘱服药和经济自理。日常生活能力的下降主要是由于认知能力下降导致。

2.精神行为症状（B）　可归纳成3组主要症状。

（1）以幻觉、妄想为主的精神症状。

（2）以抑郁、焦虑为主的情感障碍。

（3）以激越、易激惹等为主的行为症状。

3.认知功能下降（C）

（1）记忆力障碍　是失智症最早期的常见症状之一。与老年性健忘有很大区别，具体见表7-1。表现为近期记忆减退，学习新事物的能力减退。常将日常所做的事、说过的话和常用的一些物品遗忘。如丢三落四、反复问相同的问题、反复做相同的事情。随着病情进展，远期记忆也受损，并逐渐出现虚构。

表7-1　老年性健忘与失智症记忆力障碍的区别

项目	健忘症（老年性健忘）	失智症记忆力障碍
遗忘的范围	体验过的部分忘记	体验过的全部遗忘
过后再想起	经常	少有
依从口头或字面的指示	能够依从	逐渐不能依从
用笔记或提醒方法弥补	能够使用	逐渐不会使用
对于要找的东西	自己知道努力去寻找	不知道寻找，但会怀疑他人偷走或怪罪他人
健忘的意识	有，知道自己有健忘现象	无，不知道或否认

（2）语言障碍　失智症老年人可出现各种类型的失语。常见的表现有命名和（或）找词困难、语法和（或）句法错误、语言连贯性和逻辑性受损等；还包括理解困难、书写错误等沟通障碍，导致不愿与外界交流。

（3）失认症及失用症　失认症是指老年人在意识清楚、基本感知功能正常的情况下，不能通过特定感觉辨识以往熟悉的物体。失用症是指老年人在意识清楚、无感觉和运动功能障碍或其不足以影响相关活动的情况下，丧失完成有目的复杂活动的能力。

（4）定向力障碍　表现为对周围环境（时间、地点、人物）及自身状态（姓名、年龄、职业等）的认知能力缺失，在熟悉的地方迷路，不能识别面孔等。

（5）执行功能障碍　老年人多种认知活动不能协调有序进行，包括动机、抽象思维、复杂行为的组织、计划和管理能力等认知功能损害。临床表现为日常工作、学习和生活能力下降，如烧饭、洗衣等完整的家务活动过程不能完成。

（6）社会认知受损　表现为性格改变、日常行为不考虑他人感受或明显超出可接受的社交范围。

六、失智症相关检查

1.核心症状的评估工具

（1）日常生活能力受损　日常生活能力评估量表（Barthel指数）。

（2）认知功能障碍　简易智力状态评定量表（MMSE）、画钟测验（CDT）等。

（3）精神行为症状　神经精神科问卷（NPI）、老年抑郁量表、老年焦虑量表等。

2.一般性的躯体体格检查　包括老年人的意识状态、生命体征、营养状况等一般情况检查；头颅、五官、四肢、心、肺、腹等内脏器官的内科情况体格检查；神经系统的体格检查。

3.影像学检查　头部CT或核磁共振扫描（MRI）均可帮助判断负责记忆的脑功

能区是否有萎缩及病变，以及是否有肿瘤、炎症等其他病变。临床一般首选核磁共振检查，其对关键部位梗死、特殊疾病更敏感。除此之外，还可根据情况选择放射性核素成像，如PET-CT、SPECT等检查。

4. 实验室检查　如血常规、肝功、肾功、电解质、血糖、血脂等帮助评估身体基本状态。如有必要还会完善叶酸、维生素B_{12}、艾滋病、梅毒、脑脊液检查、抗神经抗体等相关检测。

5. 其他　根据情况还可完善脑电图、基因检测等，帮助诊断。

七、失智症的诊断与治疗

（一）诊断

失智症的专业评估和诊断应该在医院进行，对于导致失智症的疾病如阿尔茨海默病、路易体痴呆、血管性痴呆等均有具体明确的诊断标准，需要到医院进行全面的检查，明确病因。

（二）治疗

1. 治疗原则

（1）全面治疗　失智症老年人的ABC症状交互影响，应该遵循全面治疗原则，全面关注ABC症候群，改善老年人认知功能障碍，控制老年人精神行为异常，提高老年人日常生活能力。

（2）早期干预　积极干预失智症的一些病因及危险因素。

（3）规范治疗　根据失智症的不同病因，选择相应的治疗方案及药物。

（4）药物治疗和非药物治疗相结合。

2. 药物治疗　可用于阿尔茨海默病的胆碱酯酶抑制剂（多奈哌齐、加兰他敏、石杉碱甲等）和谷氨酸受体拮抗剂（美金刚）。

（1）针对病因的治疗药物　如心脑血管疾病所致血管性失智症；艾滋病、神经梅毒、脑炎等中枢神经感染导致的失智症等，需使用相关药物。

（2）治疗精神行为症状的精神药物　抗精神病药（奥氮平、利培酮等）主要用于治疗幻觉、妄想、激越行为等；抗抑郁药（西酞普兰、舍曲林等）主要用于抑郁、不安、焦虑；心境稳定剂（如碳酸锂、丙戊酸钠、卡马西平等）主要用于严重的攻击行为。

3. 非药物治疗　可以帮助失智症老年人改善认知功能和精神行为症状，提高生活自理能力。包括认知干预、精神行为症状的控制、日常生活活动能力训练、物理疗法、运动疗法等，作为药物治疗的有效补充。

【拓展学习】

失认症的类型及表现

失用症的类型及表现

失语症的类型及表现

任务二　失智症的康复治疗

【任务情境】

王爷爷，80岁，因常常记不住事情，出门买东西不会算账而就医，就医后诊断为阿尔茨海默病，经医生评估，王爷爷目前处于阿尔茨海默病早期，其记忆力、计算力、注意力、思维能力都有所下降，生活尚可自理。

任务：为了帮助王爷爷延缓病情的进展，请为他设计一份每日能力训练表。

【任务分析】

坚持进行康复治疗不仅能够延缓老年人认知功能的减退，对日常活动能力提升也有帮助。在进行康复治疗前，应对老年人的能力进行评估，有针对性地进行训练。本任务主要介绍常用的失智症老年人康复治疗的方法。

一、认知训练

认知训练时应注意避免或减少老年人的焦虑情绪。当老年人记不住所学东西、完不成训练内容时，容易产生焦虑，此时训练者要多对老年人进行鼓励和表扬。此外，训练的环境应当是温馨、安静的，物品摆放避免复杂化，墙壁和地板避免选用迷乱、复杂的图案。

（一）记忆力训练

1.背诵　反复背诵要记住的信息，如家庭住址、电话号码。文化程度较高的老年人可背诵唐诗。一般一周学习1~3首新诗，下一周要复习上一周的学习内容。

2.往事回忆　不时地让老年人回忆一下年轻时的事情；家里的亲戚及同事的姓名；家中近期发生的事情等。每天1~3次。

3.日常生活中随时记忆　在日常生活中帮助老年人识别日常生活用品，辨认亲人、朋友的照片；散步时反复多次记忆路标；在冰箱门上准备生活小贴士，随时提醒老年人。在厕所门或卧室门贴上老年人喜欢的或容易识别的彩色图样，方便老年人记住特殊标识，便于老年人自己找到厕所、卧室。

4.游戏训练

（1）给老年人几件物品，如笔、饭勺、书本等，然后马上收起来，让其回忆看到了什么。物品数量可由少到多，逐渐增加，观看时间可由长到短。

（2）给老年人看一些用小棒或颜色棒搭成的图形，10秒或20秒后撤去，让他们用牙签复制出他们所看到的图形。

（二）注意力训练

1.执行训练　以纸笔练习为主，可临摹字帖、图案，练习毛笔字或钢笔字。也可根据录音带、电脑中的指示执行指令性的动作。

2.找不同　训练者可先出示两支笔（一支铅笔，一支圆珠笔），再指导老年人比较两者在形状、大小、颜色、长短、材质等方面的不同。依此类推，也可以用杯子、花朵、树叶等让老年人找出不同。

（三）计算力训练

1.做算术 可在作业本上设计好简单的加减算术题，每天完成一定数量的题目。也可以通过使用老年人较感兴趣和熟悉的素材如麻将、扑克，选取两张，让老年人计算其总和或者减法。

2.账目计算 让老年人进行一些简单的家庭消费账目计算，如去购买一些日用品后，让老年人算一算每样物品各花费了多少钱，一共消费了多少钱，还剩下多少。

3.背诵乘法口诀 可以帮助提高老年人的计算能力。

（四）语言训练

鼓励老年人多交流、多表达是最重要的。除了日常多交流外，语言功能轻度受损者，在读报纸或读故事后可让其复述一遍重要词汇。对词汇很贫乏者，教其日常生活中的简单用词。语言功能受损非常严重的老年人，如果发音不清，可教其简单的发音。

（五）思维能力训练

1.分类练习 对一些图片、实物、清单等进行归纳分类练习。

2.文字接龙游戏 可字尾接龙如"红花"接"花盆"再接"盆子"……也可字头接龙，如以"开"字，"开心"接"开花"再接"开会"……还可进行成语接龙、句子接龙。句子接龙时，训练者说一句话，如"爷爷喜欢吃苹果"，老年人接句子中最后一个词，并重新造句，如"苹果长在树上"，再接着最后一个词继续下去。

（六）定向力训练

定向力训练需融入日常生活，在日常生活情境中提及时间、地点、人物等相关话题。可在老年人病房、厕所、卧室等地点设置易懂、醒目的标志或放置老年人熟悉的物品，让老年人从一个地点走到另一个地点，比如从餐桌走到卧室。利用小黑板或卡纸等反复讲述日期、时间、上下午、地点、天气等，使老年人逐渐形成时间概念。让老年人看家人的照片，提醒老年人观察人的声音、体型、发型等特征认识家人。

二、日常生活能力训练

主要采取作业疗法，它是有选择性、有目的性地应用与日常生活、工作、学习及休闲等相关的各种活动，对老年人躯体、心理等方面的功能障碍进行治疗，预防生活及工作能力的丧失或受损，发挥老年人身心的最大潜能，以最大限度地改善和恢复老年人躯体、心理和社会等方面的功能，提高老年人生存质量的一种康复治疗技术。针对失智症老年人运动障碍的程度、心理状态和兴趣爱好，设计与选择相应的作业活动，如做手工、玩游戏、手指操、打太极等复杂活动；也可选择买菜、做饭、进食、穿衣等家务活动。

活动可以贯穿在一整天的活动中，例如早上起床、穿衣、刷牙；上午给花草浇水、与家人外出购物；中午至下午协助做饭、自己吃饭；晚上洗碗、倒垃圾。不同阶段的老年人训练内容也有所不同，具体见表7-2。

表7-2　失智症不同阶段的日常生活训练重点

阶段	主要表现	训练要点
早期	生活基本自理，使用工具（小家电）能力下降	共同商量计划，鼓励老年人做力所能及的事
中期	日常生活能力明显下降，无法完成吃饭、穿衣、洗漱、如厕等活动	生活简单、规律；重复训练；可独立完成的事情，给足时间让其独立完成；耐心、鼓励
晚期	日常生活能力严重受损，完全依赖他人照顾	关注老年人营养，保持情节卫生，预防并发症，做好心理疏导

（一）方法

1.分解任务法　当失智症老年人无法完成稍复杂的事情时，需要将复杂的活动分解成几个步骤，可每一个步骤都给一个明确的提示。例如穿衣服时这样对老年人说："请您先拿好上衣""先把左手伸进来""再把右手伸进来""扣上扣子"。这种方法适用于日常生活的各个方面，自理能力、简单家务、兴趣活动都适用。

2.示范法　可以先应用任务分解法，然后分步骤逐一示范，让老年人模仿。

3.逆序协助法　将一些日常的重复性动作内容分解，协助完成前面的一些步骤，训练失智症老年人完成最后一步。最后一步完成就代表整个任务的完成，可帮助老年人获得成就感。若最后一步熟练后，在下一次训练时可让老年人完成倒数两个动作，学会后再完成倒数三个动作，依此类推。

（二）注意事项

（1）根据老年人的能力和特点，提供个性化的训练方式。

（2）关注老年人尚存的能力和长处。

（3）维持老年人的自信和尊严。

（4）营造舒适安全、具有支持性的生活环境。

（5）培养有规律的作息习惯。

三、精神行为症状康复

轻度的精神行为症状推荐非药物干预，中重度的可药物与非药物联合使用，帮助老年人减轻症状。在症状比较稳定的情况可使用以下方法。

1.美术疗法　通过绘画等美术活动作为媒介满足老年人的情绪、社交需求。

2.光照疗法　以日光或特定波长光为光源进行照射，建议有活动能力的失智症老年人多进行户外活动，尽可能接受自然光的照射；对于丧失活动能力的失智症老年人则可以考虑波长为450~500nm的光源，如500nm左右青白光。光照疗法可改善失智症老年人的睡眠，降低跌倒的风险。

3.宠物疗法　又称动物陪伴疗法。可以降低激越、攻击和抑郁症状。

4.芳香疗法　利用芳香植物的纯净精油来辅助医疗工作的疗法，减少躁动和破坏性行为。

任务三 常见精神行为症状照护

【任务情境】

张婆婆，82岁，诊断为失智症2年，对其他人都态度和蔼，但只要一找不到东西就情绪激动，要去楼下李阿姨家争吵，张婆婆说李阿姨是坏人，总偷她的东西，还要打李阿姨。张婆婆的女儿说，有一次李阿姨来家中借东西时，刚好张婆婆找不到自己的钱，几天后在家中柜子里找到了钱，但张婆婆仍坚信是李阿姨动了她的钱。

思考：1.张婆婆出现了什么症状？

2.张婆婆遇到李阿姨情绪激动时应该如何与张婆婆沟通？

【任务分析】

大多数的失智症老年人会出现不同程度的行为和精神症状。导致这些症状的原因包括老年人的身体不适、生活经历、照护者因素、环境因素和社交人文环境因素等。行为和精神症状是老年人表达他们需要的一种方式。护理人员应当注意与老年人的沟通方式及照护方法。本任务主要介绍失智症精神行为症状的照护要点。

一、行为和精神症状的干预和照护流程

1.风险程度评估 当失智症老年人出现精神行为症状时，护理团队需评估老年人是否给自身、家庭照护者、护理人员或其他人员造成潜在或直接的危险。老年人出现伤人、自伤、自杀、谵妄等表现，或因躯体疾病、药物不良反应引起的行为精神症状，需将老年人转至医疗机构的急诊或专科，保证老年人的精神症状和躯体疾病能够得到及时的治疗。

大部分失智症老年人的精神行为症状不会威胁自身和他人安全，但如不及时干预，症状可能逐渐加重，增加护理难度，且影响老年人的生活质量。

2.收集老年人行为表现的详细信息 收集信息是评估症状、分析触发因素、制订有效照护计划的基本，需尽量详细、客观，可从以下方面入手。

（1）老年人出现了什么行为？

（2）这个行为是从什么时候发生的？在哪里发生的？持续时间多长？

（3）在这个行为开始前，曾经发生过什么事，从而直接导致老年人出现这个行为？

（4）在这个行为发生前，老年人都出现了哪些征兆或迹象？

（5）在这个行为发生的时候，什么人和老年人在一起？当时的情况什么样？这个（些）人对老年人做了什么？这个（些）人对老年人的回应是什么？

（6）这个行为发生的频率是多久一次？（比如，每天发生两三次，或每周发生三次）

（7）这个行为在什么样的特定情况下特别容易出现（比如洗澡的时候）？

（8）这个行为在什么样的特定时间特别容易出现（比如黄昏）？

3. **分析触发原因** 除外失智症本身的影响外，还可能包括以下原因。

（1）身体不适 如有些老年人拒绝吃饭，是因为假牙佩戴不合适或其他口腔问题。

（2）照护者因素 照护者沟通能力不足（如缺乏耐心、说话过快）、日常照护方法技能不足（如护理操作不够轻柔、在照护老年人洗澡和大小便时忽视性别问题）、文化因素（如护理人员听不懂老年人的方言）。

（3）环境因素 如缺少帮助定向的标志、环境嘈杂、老年人居住环境的改变等。

4. **制定行为和精神症状的干预照护方法** 识别引起行为精神症状的前驱事件、避免环境触发因素；根据情况制定合适的干预方案，可选择情感疗法、行为疗法、认知疗法等。

5. **评价照护方法的效果，总结经验教训** 老年人的反应是对精神行为症状干预照护方法的直接评价。如果老年人能平静下来，满意或高兴，表示干预照护方法有效。反之表示干预照护方法效果不佳。

二、失智症老年人常见行为症状的干预和照护措施

1. **游荡（游走、徘徊）**

（1）关心、重视、接受和肯定老年人的感受，主动询问和观察其身体状况。

（2）营造安静、安全、舒适、熟悉的居住环境，减少环境因素刺激诱发症状。

（3）重新安排生活日程，陪伴老年人做其感兴趣或喜欢的事，或做简单又力所能及的家务活动，或锻炼身体的活动如散步、舞蹈、健身操等。也可多带老年人外出活动，减少老年人内心不安和焦躁。

（4）满足老年人需求，适度的游走对失智老年人有益，应为老年人提供安全、无障碍的游走空间和机会，也可鼓励引导老年人参与喜欢的兴趣活动和家务活动，降低游走的概率。

（5）做好防跌倒、防走失措施，如活动空间无障碍、地面防滑防反光；常用物品放置在老年人方便范围内；老年人随身携带防走失卡（卡上备注老年人姓名、病情、联系方式等）或佩戴防走失表、手腕带、定位防走失鞋、"二维码识别标志"等；外出必须有人陪伴；居室安装安全防走失锁、门窗开关警报器；服用特殊药物要观察不良反应等。

（6）在老年人感觉迷路、被遗弃时要给予安慰、陪伴。

（7）注意避免限制、阻止老年人行走活动的机会，尤其是约束限制；要有人陪伴，不要锁老年人独自在家；不要不理会老年人的恐惧；不要对老年人发脾气或对老年人大声嚷嚷。

2. **激越** 是指老年人明显表现出紧张、不安、烦躁和易怒。有的老年人会坐立不安；有的会挑剔、争吵、哭喊；有的会毁坏物品；有时还可能出现攻击行为。

（1）要冷静、尊重、理解和体贴老年人，帮助老年人建立简单、稳定的生活规律，对老年人的需求及时给予帮助，利于稳定老年人情绪。

（2）及时向院友、亲朋好友说明情况，解除困惑和悲哀，避免老年人被孤立、歧视。

（3）为老年人创造安静、安全的环境，避免温湿度、噪音、强光、阴影、电视电影的场景等环境刺激因素诱发激越行为。

（4）观察、评估或检查老年人状况，识别是否异常不适，如身体不适、饥饿、疼痛、憋尿、皮肤瘙痒、衣着不合体等，及时发现处理，必要时医疗介入处理。

（5）耐心倾听老年人表述和需求，细心观察寻找引发老年人激越行为的原因，及时、从容地予以针对性干预措施，包括转移注意力、参加活动等方法，缓解激越行为。

（6）与老年人沟通时护理人员勿提高声调；不要与老年人争吵、辩解；不要限制、批评、羞辱、忽视或为难老年人；不要逼迫老年人做不愿意做的事情；护理人员不要显示出害怕的情绪。

3.重复行为　重复问同样的问题、重复说一件事、重复做一件事，并且忘记自己说过的话、做过的事。

（1）保持冷静和耐心。在面对老年人重复行为时，应当冷静和耐心，不必纠正或试图说服或阻止或要求停止老年人的重复行为；不要提高音量或恐吓老年人。即使老年人已经问过很多遍相同的问题，也要耐心地再次回答。

（2）安排活动，转移注意力。鼓励和带动老年人参与有意义的活动，不使其感到无聊而出现重复行为。

（3）利用记忆辅助工具。如轻中度老年人总是重复问一个问题，可根据情况利用便条、钟表、照片等提示老年人。

（4）接受和引导。如果老年人的重复行为没有危害，就接受老年人的重复行为，尝试利用这些行为。如老年人总是用手搓桌子，可给老年人一块抹布，请老年人帮忙擦桌子。

4.攻击行为　攻击是失智症老年人可能发生的最具挑战性和破坏性的行为。可表现在语言（如呼喝和辱骂）和或肢体动作（拳打脚踢、推搡、使用工具击打他人）上。

（1）理解并保持冷静、友好的态度。不要指责、威胁或表现出过激反应；老年人出现暴力或攻击行为时，一般不可使用约束、武力或滥用药物。

（2）做好安全防范，降低危险程度，把老年人周围贵重物品或危险物品收放好。

（3）老年人发生暴力或攻击行为时不要太靠近老年人，以免被伤或对老年人造成威胁。

（4）给老年人进行照护前，做好沟通，尽量使老年人主动参与和配合。

（5）可通过舒缓疗法如音乐、按摩、运动等分散注意力或稳定老年人情绪，减轻肢体接触对老年人造成的威胁。

（6）细心观察和识别引发行为的因素，提前或及时给予正确照护，尽可能减少攻击暴力行为的发生。

三、失智症老年人常见精神症状的干预和照护措施

1.错认 无法认出熟悉的人、地方或物品，有时甚至会认为别人的东西是自己的。

（1）保持冷静，理解老年人。理解老年人的行为是病程进展所导致，接受和适应老年人的状态。

（2）适当回应和提醒。对老年人的错认给予回应和简单说明，必要时应用记忆辅助工具，提示老年人对重要人物关系或事情的记忆。

（3）对老年人态度和语气要温和，要理解包容，对不理解的旁人要耐心解释老年人错认、错拿等情况，必要时让老年人随身携带病情说明卡，取得理解。

（4）不责备、纠正或与老年人争辩、反驳；避免强化训练，损伤老年人自尊。比如当老年人认错人时，不要抱怨说："您怎么连我都不认识了。"而可以试着说："我是小李，让我来照顾您吧。"

2.妄想 是失智症老年人较为常见的一种精神症状。是一种不真实的，但是老年人却深信不疑的想法。

（1）倾听老年人的表达，认同老年人的感受。仔细倾听、理解、认同老年人猜疑和妄想的事和感受，避免争辩、否定和努力劝服，更不要对老年人发脾气。

（2）洞察老年人的感受。细心观察发现老年人发生妄想症状的真实感受和需要。如老年人总是怀疑自己的钱被偷，反映出老年人比较在意金钱，缺乏财务安全感。

（3）帮助老年人处理麻烦。有被盗妄想的老年人，协助其寻物或预见性对易丢失物品备份。

3.幻觉 是指在没有客观刺激作用于相应感官的条件下，而感觉到的一种真实的、生动的知觉。大约25%的失智症老年人会出现幻觉。主要包括幻听、幻视、幻触等，幻听和幻视最常见。

（1）理解、倾听老年人的幻觉和担心，肯定、认可老年人的真实感受，陪伴在老年人身旁，给予关心、安慰和支持。不纠正、不辩解、不强调老年人感受的不真实；不让害怕的老年人独处。

（2）细心观察老年人发生幻觉的感觉和真实原因，理解并帮助老年人解决幻觉出现的问题。

（3）改善环境中的影响因素，如墙上或地板上的图案、影子、光线、噪音、镜子等。

（4）做好安全防范措施，特别是危险物品如刀剪等危险物品的放置。要注意观察老年人的异常行为，及时防止发生自伤或他伤等意外事件发生。

（5）引导和鼓励老年人参与喜爱的有意义的活动，转移其注意力，减轻症状出现的概率。

四、失智症老年人照护过程中的沟通注意事项

1.沟通原则 保持同理心、尊重感受、不任意哄骗、鼓励表达、接受而不是

改变。

2.沟通禁忌 批评、纠正、说教、挑剔、争论、争吵、讲道理、考验老年人记忆力、议论。

3.沟通技巧 营造安静舒适的交流环境，适当运用肢体语言；采取平静的态度和语气、发音清晰、语速缓慢；语言简练，一次说一个问题，不打断老年人讲话；交谈时少提开放性问题，多用有明确答案的问题，例如"您想吃米饭还是面条？"而不是"您想吃什么？"

【任务检测】

【课堂笔记】

（梁　滢）

项目二　老年骨质疏松症的照护技术

【学习目标】

知识目标　1.掌握骨质疏松的定义、分类、护理措施及健康教育。

　　　　　　2.了解骨质疏松的原因。

能力目标　1.能对老年人进行全面的护理评估。

　　　　　　2.能根据老年人的身体状况为其制定个性化的运动方案。

　　　　　　3.能对老年人进行全面、个性化、系统的健康教育。

素养目标　1.关心老年人的需要，在运动指导中考虑老年人的安全问题。

　　　　　　2.具有良好的沟通、协调能力，富有耐心、爱心、责任心，

　　　　　　善于与老年人及其家属沟通。

【概述】

骨质疏松症是最常见的骨骼疾病，老年人骨质疏松症的发生率较高，骨质疏松后容易导致骨折，是老年患者致残和致死的主要原因之一，骨折后老年人生活质量明显下降。做好骨质疏松症的三级预防是改善老年人生活质量的重要手段。

【任务情境】

王奶奶，70岁，因周身疼痛1年余，腰背部疼痛1周入院。入院前一周雨天散步，不慎跌倒。入院后行胸腰椎X线检查示：$L_4 \sim L_5$，$L_5 \sim S_1$ 压缩性骨折。骨密度检查示：腰椎T值−3.7，左髋部T值−3.0。

思考：1.导致王奶奶发生骨折的主要原因是什么？

　　　2.根据王奶奶的病情，目前需要实施的护理措施包括哪些？

【任务分析】

一、定义

骨质疏松是一种以骨量减少、骨质的微细结构发生破坏，导致骨强度降低，易于发生骨折的一种全身代谢性疾病。骨质疏松症分为原发性、继发性和特发性三类。原发性骨质疏松症分为Ⅰ型（绝经后骨质疏松症）和Ⅱ型（老年性骨质疏松症），其占骨质疏松症的90%以上。继发性骨质疏松症是由某些疾病或药物因素损害骨代谢所诱发的骨质疏松。特发性骨质疏松症多无明确病因，主要见于8～14岁的青少年或成年人，女性多于男性，多伴有家族史。

二、病因

目前病因还不清楚，一般认为是遗传、性激素、营养、生活方式和药物等因素相互影响的结果。

1.遗传因素　骨质疏松的发生受遗传因素的影响。多种基因的表达水平和基

因多态性可影响骨代谢。遗传因素决定峰值骨量的70%。有骨质疏松家族史的人，更易患骨质疏松症；不同人种，其发病率也不相同，白种人骨质疏松最为多见，其次是黄种人，黑种人少见。

2.性激素 在骨代谢中发挥着重要作用。老年人随着年龄的增加，性激素水平（女性雌激素，男性睾酮）下降，钙的吸收和沉积速度降低，这时破骨作用大于成骨作用，导致骨量减少，发生骨质疏松。此外，随着年龄的增长，血甲状旁腺素增高，导致破骨细胞作用增强，加速骨质的流失，也易发生骨质疏松。

3.营养因素 钙是骨矿物质中最主要的成分，维生素D可促进骨质钙化，磷、蛋白质及微量元素可维持钙磷比例，利于钙的吸收。老年人由于机体老化，消化功能降低，钙、磷、蛋白质等营养素吸收减少，导致血钙降低，骨的形成减少，导致骨质疏松。此外，饮食中缺乏维生素D也可影响骨代谢。

4.生活方式 运动是刺激骨形成，延缓骨量丢失的最基本的方式。而老年人运动量减少，运动强度降低，导致骨量丢失加快，易发生骨质疏松。此外，吸烟、酗酒、高蛋白、高盐饮食、大量的饮用咖啡、光照时间减少等不良生活习惯均为老年人发生骨质疏松的危险因素。

5.药物因素 长期使用类固醇激素、肝素、含铝的抗酸药物、抗惊厥类药物等可诱发骨质疏松。

三、临床表现

1.疼痛 是骨质疏松症最常见的症状，以腰背痛和膝关节最为多见，占疼痛老年人的70%~80%。日间疼痛较轻，夜间和清晨醒来时症状加重，劳累、活动或负重后疼痛加重。

2.骨折 是老年性骨质疏松症最常见和最严重的并发症，此骨折为脆性骨折。脆性骨折是指轻度外伤或日常活动后发生的骨折。发生脆性骨折的常见部位有腰椎、肋骨、髋部、桡、尺骨远端和股骨近端。而髋部骨折以老年性骨质疏松症老年人最为常见，多于摔倒或挤压后发生。

3.脊柱变形 多表现为身高缩短和驼背，是由于支撑人体体重的脊柱椎体发生骨质疏松，椎体内部的骨小梁萎缩，骨量减少，导致骨结构松散，骨强度降低，使椎体在承重受压后，逐渐变形，出现身高缩短和驼背畸形。

四、评估

1.健康史
（1）一般情况 包括性别、年龄、种族、遗传、内分泌因素等。
（2）营养 评估蛋白质、钙、磷、微量元素等摄入情况。
（3）运动 评估运动的方式、运动量、强度、时间，日常光照时间。
（4）药物 评估是否服用影响骨代谢的药物，如类固醇激素、抗惊厥类药物、肝素等。

2.身体评估 评估有无疼痛病史；骨折情况（骨折时间、部位）；有无身高缩短和驼背畸形。

3.辅助检查

（1）实验室检查　包括血常规、尿常规、血糖、钙、磷、性激素及甲状旁腺激素等。此外，还包括骨形成指标和骨吸收指标。

（2）X线检查　是对骨质疏松导致骨折进行定性和定位诊断的一种较好的方法。但其诊断骨质疏松的准确性和敏感性较低，只有当骨量减少30%才可以在X线摄片中显示，因此对早期诊断意义不大。

（3）骨密度测定　能反映大约70%的骨强度，目前是诊断骨质疏松症、预测骨折风险、监测病程及评价药物干预效果的最佳定量指标。WHO推荐诊断骨质疏松的标准是骨密度值降低程度等于或大于同性别、同种族健康成人骨峰值的2.5个标准差。骨密度检查包括双能X线吸收法、定量超声测定、定量CT等。

4.心理–社会状况　评估老年人是否因为身体不适或外形改变而不愿意出入公共场所；是否因疼痛或担心运动会导致骨折而拒绝锻炼。

五、照护措施

（一）预防骨折

脆性骨折是骨质疏松症最严重的并发症，因此减少骨折的发生是最重要的护理目标。

1.适度运动　老年人运动时应注意方式、时间、强度，任何过量、不当的运动或轻微损伤均可引起骨折。

2.预防跌倒　近年来，90%的髋部骨折是由于跌倒所致，因此，如何预防对预防骨折至关重要。预防老年人跌倒，可采用以下措施：①改造居家危险环境；②穿着舒适防滑的鞋；③安全使用助行用具；④减少安眠或镇静药物使用；⑤及时矫正视力、听力障碍；⑥锻炼下肢肌力和身体平衡功能。

（二）用药护理

防治骨质疏松症的药物主要分为3类。

1.抗骨吸收药物　包括降钙素、双膦酸盐、雌激素等。降钙素给药途径为肌内或皮下注射，不能口服，使用期间注意观察有无低血钙和甲状腺功能亢进的表现；双膦酸盐药物，因其对消化道有刺激反应，宜晨起服用，至少200ml温开水送服，忌咀嚼和吮吸药片，服药后半小时内禁食，禁止平卧，应采取坐位或立位，减少对消化道的刺激。使用雌激素的老年人，应观察有无阴道出血，定期乳房检查，防止肿瘤和心血管疾病的发生。

2.促进骨形成药物　如氟化物等。此类药物有消化道反应，因此宜晨起空腹服用，饮温开水200～300ml，半小时内禁食，并禁止平卧。

3.促进骨矿化药物　如钙制剂、维生素D类。服用钙剂时，不可与绿叶蔬菜一起服用，避免形成钙螯合物，不利于钙的吸收，同时应增加饮水量，防止泌尿系结石的形成和便秘的发生。服用维生素D期间，应定期监测血钙和肌酐的水平。

（三）疼痛护理

老年人在平卧位休息时，膝下垫一软枕，缓解腰背部压力，缓解疼痛。轻度疼痛的老年人，可以通过洗热水浴、按摩等方式使肌肉放松，有效减轻疼痛；也可用音乐疗法、冥想、暗示疏导等方式缓解疼痛。对于疼痛严重的老年人，可使用止痛药或肌肉松弛剂缓解疼痛。

（四）运动治疗

运动治疗是防治骨质疏松症最基本和最有效的方法。对于老年人，运动一定要量力而行，循序渐进，持之以恒。根据其身体状况，制定适宜的运动处方。

1.负重运动 可增加骨强度，预防骨折。对于老年人，应根据自身身体状况选择运动项目，如跑步、跳绳、跳舞、打乒乓球等强度较大的运动，每周1~2次，每次至少30分钟。也可选择低强度的负重运动，如握力训练、快走、上下楼梯等。每周大于3次，每次30分钟。

2.增强肌力和耐力 老年人增加肌肉的力量和耐力，可有效预防骨质疏松，见图7-1和7-2。

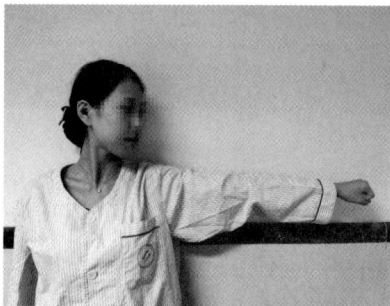

图7-1 握力和上肢外展等长收缩训练　　图7-2 下肢后伸等长运动训练

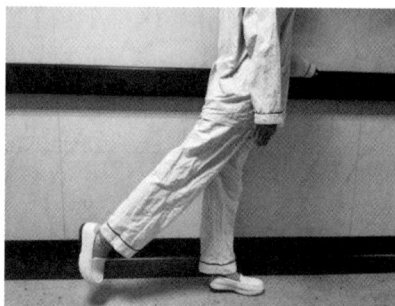

3.提高平衡能力 改善平衡控制力，预防跌倒。

（1）增强下肢肌力训练

1）坐位 踝关节背伸、跖屈；轮流伸膝。

2）立位 原地高抬腿踏步。

3）扶持立位 轮流向前踢腿45°（保持膝关节伸直）。

（2）平衡训练 ①立位，摆臂运动（图7-3）；②立位，髋部外展（图7-4）；③立位，侧体运动（图7-5）；④立位，转体运动（图7-6）。

（3）步行训练 ①平地行走（必要时，使用辅助用具），每日多次，每次50~100m，逐渐增加步行距离；②按照"8"字形曲线行走，训练步态稳定性和耐力，但应控制速度，防止跌倒。

（4）练习太极拳 研究证实，练习太极拳有助于提高平衡能力，降低跌倒发生率。

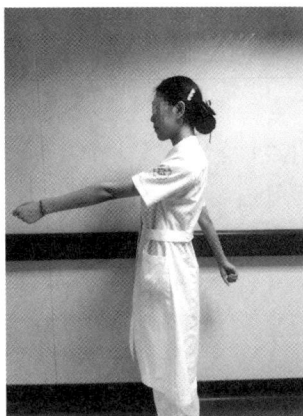

图 7-3　立位，摆臂运动

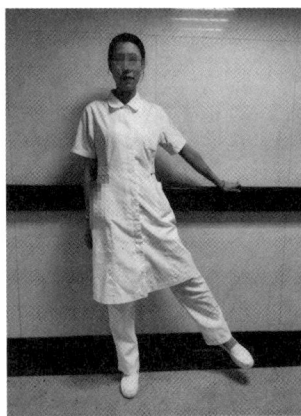

图 7-4　立位，髋部外展

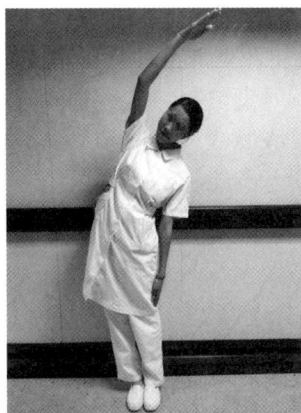

图 7-5　立位，侧体运动

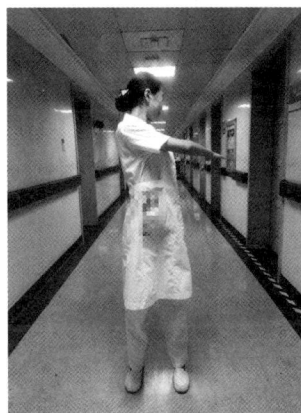

图 7-6　立位，转体运动

（5）加强脊柱训练

1）立位：腰部后伸训练，每日至少5次，每次5个，每个动作至少持续5秒（图7-7）。

2）俯卧位：抬胸训练，每天至少1次，感到不适时即停止，每个动作至少持续5秒（图7-8）。

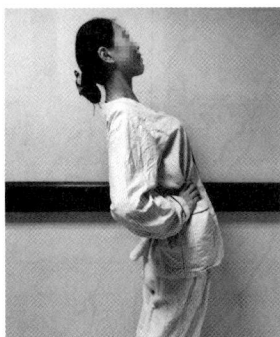

图 7-7　腰部后伸训练

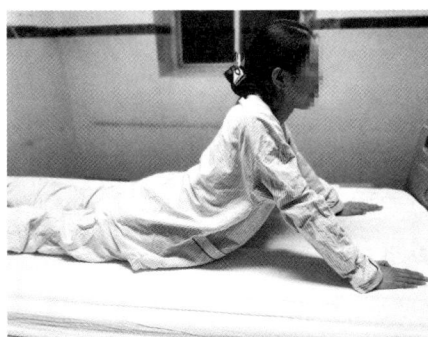

图 7-8　抬胸训练

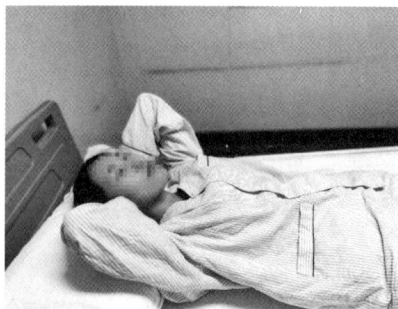
图7-9　头颈抗阻训练

3）卧位：头颈抗阻训练，每天2次，每次10个，动作至少持续5秒（图7-9）。

（6）姿势训练　主要是要保持身体各部分之间的直线性。

1）卧位：仰卧放松，有助于增加背伸肌的耐力，每天5~10分钟为宜。

2）坐位：臀部和膝部在一条直线上，并保持脊柱直立。

3）立位：站立时保持耳、肩、肘、臀、膝、踝在一条直线上。

（五）心理护理

多与老年人进行倾心交流，鼓励其表达内心的想法与感受，找到其引起焦虑的原因，针对性地给予心理疏导。鼓励老年人要适应自我形象的改变，适应自己的角色与责任的转变，强调其自身优势，增强生活自信心。此外，老年人常因不服老或不愿意求助他人的心理，自己动手完成一些日常活动，因此要加强健康知识宣教，使其了解自己的身体状况，尽量做力所能及的事，避免在日常活动中造成骨骼、关节与肌损伤。

六、健康教育

1.饮食指导　指导骨质疏松症老年人一日三餐均衡饮食，摄入含蛋白质、钙和维生素D丰富的食物、蔬菜、水果。学会营养合理搭配，注意烹调方式，帮助食物中钙的溶解，促进吸收。如豆腐和菠菜不能同时烹饪，以免钙与草酸结合形成不溶性草酸钙，不利于钙的吸收。应戒烟，避免过量饮酒、饮浓茶及咖啡等。

2.日常活动指导　每日进行适量的运动和户外日光照射。活动中注意运动量及强度，防止跌倒。日常活动中应注意坐、立、卧的姿势。

3.用药指导　指导老年人服用钙剂，应在饭前1小时及睡前服用，钙剂应与维生素D同时服用，利于钙的吸收。服用钙剂期间，应注意复查血钙和尿钙，防止产生高钙血症和高尿钙症。指导老年人服药的方法并教会其观察各种药物的不良反应，如服用双膦酸类药物，注意服药的方法，防止药物对上消化道的损伤。

【拓展学习】

地舒单抗在骨质
疏松症中的应用

【任务检测】

（杜艳会）

项目三　脑卒中的照护技术

知识目标	1.掌握脑卒中的主要临床表现、分期及各期护理措施。
	2.了解脑卒中的病因及危险因素。
能力目标	1.能正确评估脑卒中老年人存在的问题。
	2.能正确实施脑卒中老年人的康复护理技术。
	3.能正确指导脑卒中老年人自我护理技术。
素养目标	1.具有良好的协调、沟通意识与能力，善于与老年人及其家属沟通。
	2.尊重老年人，富有耐心、爱心、责任心。
	3.具有正确的康复理念。

【概述】

脑卒中已成为世界第二大死因，是中国居民死亡的首位病因。中国每年新发脑卒中约200万例，其中70%~80%的脑卒中老年人因为残疾不能独立生活，严重影响其生活质量。脑卒中也会导致老年人出现各种并发症，其中超过2/3的老年人需要通过康复活动来改善机体功能。有研究证实，脑卒中后有效的康复活动能够帮助老年人建立正确的角色行为，维持或改善老年人机体功能，从而降低残疾程度，提高生活质量。因此，对脑卒中老年人实施正确的康复及照护对其具有重大意义。

【任务情境】

袁爷爷，75岁，因"脑出血后右侧肢体活动不利伴言语不畅3月余"入院。老年人于入院前3个月劳累后出现右侧肢体乏力伴言语不清，在当地医院诊断为"左基底节区脑出血"，行"双额钻孔以及双额脑室外引流术"。术后转入ICU，神志清醒后仍留有右侧肢体活动不利与言语困难，行康复治疗，症状稍有缓解。现为进一步康复再次入院。

任务：请指导袁爷爷进行正确的康复锻炼。

思考：如何对袁爷爷的问题进行评估，实施正确的护理措施？

【任务分析】

一、定义

脑卒中又称脑血管意外（cerebral vascular accident，CVA），是由于急性脑血管破裂或闭塞，导致局部或全脑神经功能障碍所导致的神经功能缺损综合征，持续时间＞24小时或死亡。根据脑卒中的病理机制和过程将其分为两类：出血性脑卒中（脑实质内出血、蛛网膜下腔出血）和缺血性脑卒中（血栓形成性脑梗死、脑栓塞，统称脑梗死）。

二、病因和危险因素

（一）病因

1.血管病变　动脉粥样硬化和高血压性动脉硬化最常见，其次为结核性、梅毒性等所致的动脉炎、先天性脑血管病（动脉瘤、血管畸形）、先天性血管狭窄和外伤、颅脑手术、药物、恶性肿瘤所致的血管损伤。

2.心脏病和血流动力学改变　如心房颤动、风湿性或非风湿性瓣膜病、高血压、低血压等。

3.血液成分和血液流变学改变　如高脂血症、凝血机制异常、血液病及血液流变学异常可导致血黏度增加和血栓前状态。

4.其他病因　包括（空气、脂肪、细菌等）栓子脱落进入颅内、颈椎病、肿瘤压迫邻近血管。

（二）危险因素

脑卒中的发生常常是多种危险因素共同作用的结果，其危险因素分为可干预危险因素和不可干预危险因素两大类。

1.不可干预危险因素

（1）年龄　脑卒中在55岁以后发病率明显增加。

（2）性别　流行病学资料显示，男性发病率高于女性。

（3）遗传因素　若父母双方均有卒中史，则明显增加子女患脑卒中的风险。

2.可干预的危险因素　包括高血压、糖尿病、高脂血症、心房颤动、吸烟、肥胖、心肌梗死、无症状颈动脉狭窄、酗酒、代谢综合征、口服避孕药、高同型半胱氨酸血症、血小板聚集功能亢进等。

三、临床表现

1.起病突然　立即出现相应的症状和体征，是脑卒中的主要特点。

2.全脑症状　头痛、恶心、呕吐和不同程度的意识障碍。这些症状可轻重不等或不出现，主要与脑卒中类型和严重程度有关。

3.局灶症状和体征　根据损害的部位不同而异。

（1）颈内动脉系统损害　主要由大脑半球深部或额、颞、顶叶病变所致。主要表现：①病灶对侧中枢性面、舌下神经瘫痪和肢体瘫痪；②对侧偏身感觉障碍；③优势半球损害时可有失语；④对侧同向偏盲。

（2）椎-基底动脉系统损害　主要由脑干、小脑或枕叶病变所致。主要表现：①眩晕伴恶心、呕吐；②复视；③构音障碍、吞咽困难；④交叉性瘫痪或感觉障碍；⑤小脑共济失调；⑥皮质盲。

（3）脑膜刺激征　颅内高压或病变波及脑膜时发生。表现为颈项强直、Kernig征阳性和Brudzinski征阳性。

（4）并发症　肺炎、骨折、压力性损伤、关节挛缩、肩关节半脱位、肩手综合征等。

四、评估

1. 一般情况　了解老年人的年龄、生活方式、饮食习惯及是否吸烟、嗜酒等。

2. 健康状况　了解老年人有无高血压、糖尿病、高脂血病、冠心病、心房颤动、血液病及 TIA 病史等。

3. 意识评估　意识状态是大脑功能活动的综合表现，是对环境的知觉状态。任何原因引起大脑高级神经中枢功能损害时，都可出现意识障碍。对意识障碍及其严重程度可使用格拉斯哥昏迷评分量表（glasgow coma scale，GCS）表示（表7–3），GCS 总分为15分，15分表示意识清醒，13~14分为轻度意识障碍，9~12分为中度意识障碍，3~8分为重度意识障碍，≤8分为昏迷，≤3分为深昏迷或脑死亡。

表 7–3　Glasgow 昏迷量表

	条目状态	分值
睁眼反应	自发性的睁眼反应	4
	声音刺激有睁眼反应	3
	疼痛刺激有睁眼反应	2
	任何刺激均无睁眼反应	1
语言反应	对人物、时间、地点等定向问题清楚	5
	对话混淆不清，不能准确回答有关任务、时间、地点等定向问题	4
	言语不流利，但字意可辨	3
	言语模糊不清，字意难辨	2
	任何刺激均无语言反应	1
运动反应	可按指令动作	6
	能确定疼痛部位	5
	对疼痛刺激有肢体退缩反应	4
	疼痛刺激时肢体过屈	3
	疼痛刺激时肢体过伸	2
	疼痛刺激时无反应	1

4. 康复评估　包括运动功能评估、感觉功能评估、吞咽功能评估、认知功能评估，具体方法详见项目二。

5. 心理评估　评估老年人的心理状态，了解有无抑郁、焦虑、恐惧等心理问题。

五、照护措施

脑卒中后最常见、最严重的功能障碍是运动功能障碍。运动功能障碍多表现为一侧肢体不同程度的瘫痪或无力，即偏瘫。运动功能的恢复一般经过4个时期：软瘫期、痉挛期、恢复期和后遗症期。

（一）软瘫期的护理措施

1.良肢位的摆放 是指为防止或对抗痉挛姿势的出现，保护肩关节，防止半脱位，防止骨盆后倾和髋关节外展、外旋，早期诱发分离运动而设计的一种治疗体位。早期注意保持床上的正确体位，有助于预防或减轻上肢屈肌、下肢伸肌的痉挛姿势的出现和加重。良肢位的摆放包括患侧卧位、健侧卧位、仰卧位、床上坐位。

（1）患侧卧位 患侧在下，健侧在上，头部垫枕，患臂外展前伸旋后，患侧肩部尽可能前伸，以避免受压和后缩，上臂旋后，肘与腕均伸直，掌心向上；患侧下肢轻度屈曲位放在床上，健腿屈髋、屈膝向前放于长枕上，健侧上肢放松，放在胸前的枕上或躯干上（图7-10）。

（2）健侧卧位 健侧在下，患侧在上，头部垫枕，患侧上肢伸展位置于枕上，使患侧肩胛骨向前、向外伸，前臂旋前，手指伸展，掌心向下；患侧下肢向前屈髋、屈膝，并完全由枕头支持，注意足不能内翻悬在枕头边缘（图7-11）。

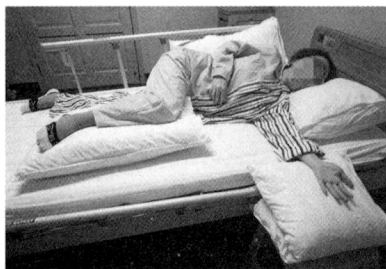

图7-10 患侧卧位

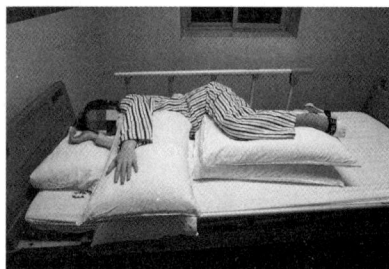

图7-11 健侧卧位

（3）仰卧位 头部用枕头良好支撑，患侧肩胛和上肢下垫一长枕，上臂旋后，肘与腕均伸直，掌心向上，手指伸展位，整个上肢平放于枕上；患侧髋下、臀部、大腿外侧放垫枕，防止下肢外展、外旋；膝下稍垫起，保持伸展微屈（图7-12）。

（4）床上坐位 病情允许时，应鼓励老年人尽早在床上坐起。但是床上坐位难以使老年人的躯干保持端正，容易出现半卧位姿势，助长躯干的屈曲，激化下肢的伸肌痉挛。因此在无支持的情况下应尽量避免这种体位。取坐位时，摇高床头75°，老年人背后给予多个软枕垫实，使脊柱伸展，达到直立坐位的姿势。患侧上肢肩关节给予软枕垫起，将双上肢放于床上餐板或调节板上，保持肘关节伸直；髋关节屈曲至适宜角度，膝关节下垫一软枕保持膝关节微屈（图7-13）。

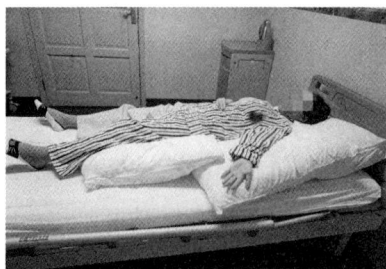

图7-12 仰卧位

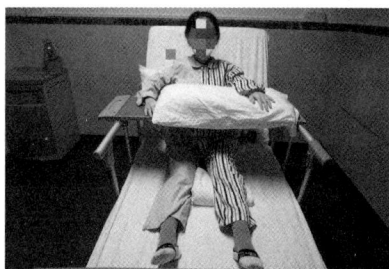

图7-13 床上坐位

2.预防感染和皮肤损伤

（1）保持呼吸道通畅，指导老年人进行深呼吸及有效咳嗽训练，必要时可给予翻身叩背或体位排痰，预防呼吸道感染。

（2）尽早拔出留置尿管，可行间歇性导尿，帮助老年人建立自主排尿功能，保持会阴皮肤清洁，预防尿路感染。

（3）不能进食者暂给予鼻饲管进食，保证充足的营养和水分的供给，并做好管道护理。尽早拔除胃管行吞咽功能训练。

（4）定时翻身变换卧位，勿拖拽患侧肢体防止关节脱位，保护骨突处皮肤预防压力性损伤，禁止使用热水袋或其他取暖设备，以免发生烫伤等意外。

（5）对于烦躁者给予适当的保护性约束，防止坠床。

3.鼓励老年人积极配合治疗师进行主被动训练　完成患侧肢体全范围关节活动，预防关节挛缩。

4.床上翻身训练　尽早使老年人学会床上翻身技术，实现由卧位到坐位的转换。

（二）痉挛期的护理措施

一般从软瘫期2～3周，肢体开始出现痉挛并逐渐加重。这是疾病发展的规律，一般持续3个月左右。此期主要是鼓励老年人配合治疗师进行抗痉挛训练，通过抗痉挛的姿势体位来预防痉挛模式和控制异常的运动模式，促进分离运动的出现。

（三）恢复期的护理措施

1.运动训练的护理　指导老年人进行坐位、站立平衡训练时注意循序渐进原则，逐步过渡至步行训练，及时纠正不良姿势，多给予鼓励，树立信心。

2.ADL训练指导　在坐位平衡的基础上，逐渐完成ADL训练，包括进食、穿衣、洗漱、如厕、床椅转移等，使老年人尽可能实现生活自理。

3.手功能指导　在ADL的基础上指导双手协同操作，如编织、绘画、写字、搭积木等，促进患手的精细动作完成，提高手的综合能力。

4.失语症的护理　指导并鼓励老年人发音训练，可从单音节开始，逐步到多音节字、词、段的连贯；多与老年人沟通交流，可从封闭式提问逐步到开放式回答，并及时给予鼓励和表扬，减轻老年人心理负担。

5.注重心理护理　多给予老年人自己动手做事的机会，感受成功的欣慰和快乐，讲解成功的案例，树立康复的信念，家属等支持系统多给予支持和鼓励，适当使用抗精神焦虑、抑郁药物，保持心情愉悦。

6.强化安全意识　ADL训练时注意实用性、代偿性。开始步行训练时穿戴舒适，选择无障碍环境，有专人陪护，避免跌倒等意外发生。

（四）后遗症期的护理措施

一般病程经过1年左右，老年人经过治疗或未经积极康复，可以留有不同程度的后遗症，主要表现为肢体瘫痪、关节挛缩变形、运动姿势异常等。此期康复护理目的是指导老年人继续训练和利用残余功能，此外，训练老年人使用健侧肢体代偿部分患侧的功能，同时指导老年人家属尽可能改善老年人的周围环境，以便争取最大限度的生活自理。

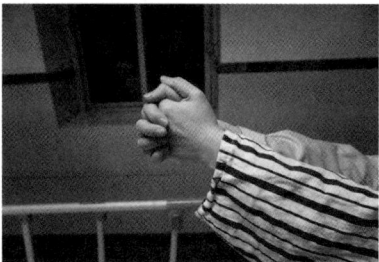

图7-14　Bobath手法

（五）并发症的护理

1.肩关节半脱位的护理　重点是早期预防，可使用肩托，保持良好的姿势与体位，同时指导老年人使用Bobath手法（图7-14）带动患手进行肩关节的主动训练，促进肩带肌群的收缩和肌力的恢复，达到预防和治疗肩关节半脱位的目的。

2.肩手综合征的护理　肩手综合征多见于脑卒中发病后1~2个月内。应预防为主，早发现、早治疗。

（1）预防措施是避免过度牵张、长时间垂悬，尽量避免患手静脉穿刺，对于严重者，应给予适当理疗。

（2）保持正确的肢体摆放，卧位时患肢抬高。

（3）加强患臂主、被动运动，以免发生手关节挛缩和功能丧失。

（4）必要时给予药物止痛或手术治疗。

3.肩痛的护理

（1）利用手法活动使肩胛骨充分前伸、上抬、外展，并向上旋转。

（2）加强对肩关节具有稳定性作用的肌肉刺激，促使其功能的恢复。

（3）维持肩关节全范围无痛性的活动训练。

（4）软瘫期站立或坐位时给予一定支撑，注意禁忌牵拉患肩关节。

4.误用综合征的护理

（1）康复训练宜循序渐进。

（2）避免粗暴的关节被动运动引起的疼痛不适。

（3）避免错误的康复方法，如过早的步行训练。

（4）避免错误的护理方法，如不正确的体位摆放，或有肩关节半脱位时牵拉患肩诱发肩痛。

5.废用综合征的护理

（1）指导老年人早期进行正确的康复训练，利用健侧肢体带动患侧进行自我康复训练，预防患侧出现废用性肌萎缩。

（2）给予正确的康复护理，指导加强营养，鼓励老年人树立康复信心。

（3）随着病情改善，逐渐增大活动量，增强肌力。

六、健康教育

1.饮食指导　指导老年人戒烟戒酒、低盐低脂饮食，多食绿色蔬菜瓜果，保持大便通畅。

2.积极配合治疗原发病　遵医嘱按时服用药物，保持血压、血脂、血糖波动在正常范围。

3.指导规律生活　适当运动，充足睡眠，注意劳逸结合，保持情绪稳定，避免不良刺激。

4.积极参加社会活动　培养兴趣，怡情养性，增强个人耐受力，有助于整体水平的提高。

【拓展学习】

新技术及新设备在脑卒中延续性康复护理中的应用进展

【任务检测】

【课堂笔记】

（刘　玲）

项目四　髋关节置换术的照护技术

知识目标　1.掌握髋关节置换术后的主要临床表现及护理措施。
　　　　　　　2.了解髋关节置换术的适应证及禁忌证。

能力目标　1.能正确评估髋关节置换术后存在的问题。
　　　　　　　2.能正确实施髋关节置换术后的康复护理技术。
　　　　　　　3.能正确指导髋关节置换术后老年人进行自我康复锻炼。

素养目标　1.具有良好的协调、沟通意识与能力，善于与老年人及其家属沟通。
　　　　　　　2.尊重老年人，富有耐心、爱心、责任心。
　　　　　　　3.具有正确的康复理念。

【概述】

人工全髋关节置换术是治疗晚期髋关节炎最常见的手术操作之一。在美国，每年约进行25.4万例以上的全髋关节置换术，这表明每10万名美国人中就有92人曾接受过全髋关节置换。外科专科医院（hospital for special surgery，HSS）每年约进行7000例全关节置换术，其中约30%为全髋关节置换术。全髋关节置换术主要用于缓解退变性关节炎所引起的疼痛，改善功能移动性。为实现这些治疗目标，术后康复已成为必不可少的组成部分。

【任务情境】

王婆婆，78岁，因"摔倒致左髋疼痛伴活动受限"入院。入院后排除手术禁忌证后行左侧全髋关节置换术。

任务：请指导王婆婆进行正确的功能锻炼。

思考：如何预防王婆婆出现关节脱位？

【任务分析】

一、定义

人工全髋关节置换（total hip replacement，THR）是解除髋关节疾病老年人的病痛、纠正畸形、恢复功能的一种行之有效的方法。人工髋关节置换术是一种用生物相容性与机械性能良好的材料制成的类似于人体骨关节的假体，来置换严重受损的髋关节的手术，是目前治疗髋关节疾患的有效手术方法之一。

人工髋关节置换的类型有股骨头置换术、人工全髋关节置换术、全髋关节翻修术和髋关节表面置换术等。置换的材料包括金属材料（钛、钛合金等）、高分子材料（超高分子聚乙烯"臼杯"和甲基丙烯酸甲酯"骨水泥"）和陶瓷材料。固定方式有骨水泥型和非骨水泥型（生物型）。其目的是切除病灶、消除疼痛、恢复关节的活动功能。

二、适应证和禁忌证

1.适应证　适用于因髋关节病变，如髋关节骨性关节炎、股骨头坏死、先天性髋关节发育不良、股骨颈骨折等引起的关节疼痛、强直、畸形、严重功能受损，影响日常生活和工作，经其他治疗无效、复发或不适于其他方法治疗的老年人。

2.禁忌证　有严重心、肝、肺、肾病和糖尿病不能承受手术者；髋关节化脓性感染，有活动性感染存在及合并窦道者；80岁以上者要慎重考虑。

三、临床表现

1.全身性反应　由于关节置换手术损伤较大，可引起不同程度的全身性反应，影响人体各个系统，包括中枢神经系统、呼吸、血液、消化、内分泌及肌肉骨骼系统等，这些反应一般可通过"内环境调整"而逐步恢复。

2.局部症状

（1）疼痛　关节置换术后老年人术前因长期患有关节疾患，如退行性骨关节病、风湿性关节炎、外伤后关节炎等，出现关节的反复、进展性及活动后加重的慢性疼痛，药物和其他保守治疗效果不明显。关节置换手术后，由于手术创伤老年人也会感到较为剧烈的术后急性疼痛，术后随着时间的进展及药物、理疗等治疗会逐渐缓解。

（2）制动并发症　长期制动会导致肌肉萎缩、关节僵硬、肌力减退，同时由于局部血流缓慢，静脉壁损伤和血液高凝状态，易引起深静脉栓塞发生。

（3）患肢肿胀　当老年人开始下肢负重和行走时，会出现下肢浮肿，其原因除少数系手术后并发静脉血栓形成外，多数系因整个下肢肌肉的废用性及反应性萎缩，使血管张力降低，下肢静脉回流缓慢，导致静脉压高，淋巴液淤滞。

（4）常见并发症　血栓形成及栓塞、术后感染、假体下沉、假体松动、柄断裂、异位骨化、假体脱位等。

四、评估

1.一般情况

（1）原发疾病的情况，如原发疾病的病程、诊疗经过、效果等。

（2）老年人的精神心理状况、对疾病及生活的态度、经济能力及社会背景。

（3）全身状况，包括心肺肝肾的功能、营养状况、水和电解质平衡状况，是否有其他系统疾病如高血压、糖尿病等。

2.影像学检查　常规X线平片检查与术后复查非常重要，可了解骨关节病变的性质、范围和程度，确定治疗方案；判断疗效，如关节假体的位置、关节角度、假体是否松动等，MRI用于早期诊断股骨头缺血坏死、膝关节病变等骨关节病。

3.关节功能评定　关节置换术后关节功能评定的方法很多，髋关节置换术较普遍被接受的评定标准是 Charnley 标准（表 7-4）。

表 7-4　人工全髋关节置换疗效评定 Charnley 标准

得分①	疼痛	运动②	行走
1	自发性严重疼痛	0°～30°	不能行走，需双拐或手杖 60°
2	起步即感疼痛，一切活动受限	60°	用或不用手杖，时间、距离有限
3	能耐受，可有限活动	100°	单杖辅助，距离受限（＜1小时），无杖很难行走，能长站以
4	某些活动时出现，休息能缓解	160°	单杖能长距离行走，无杖受限
5	轻微或间歇性，起步时明显，活动后缓解	210°	无须支具，但跛行
6	无疼痛	260°	正常

注：①6级为优；5级为良；3或4级为可；1或2级为差；②活动度为内收、外展、屈曲、后伸、内旋、外旋6个方向活动角度的总和。

4.其他方面　包括疼痛的评定、关节活动度评定、肌力及耐力评定、步态及步行能力的评定、日常生活活动能力的评定等。

五、照护措施

1.基础护理

（1）密切观察生命体征，做好护理记录，如有异常及时通知医生。

（2）注意伤口出血、渗液情况，观察老年人有无疼痛，及时应用止痛剂。

（3）髋关节置换老年人采取仰卧位时，保持患肢外展中立位（图7-15），用硬的梯形枕固定在两腿之间，避免髋关节过度屈曲、内收、内旋造成髋关节脱位；侧卧位一般采取健侧卧位，将梯形枕横放于两腿之间，患侧髋关节微曲、外展，膝关节屈曲，健侧下肢置于舒适体位。

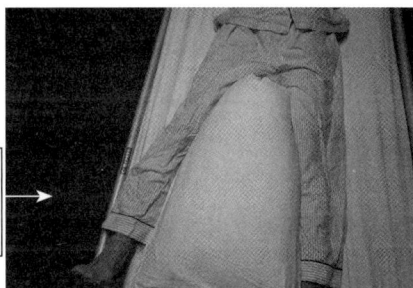

图 7-15　外展中立位

（4）搬动老年人或使用便盆时，要注意将老年人整个骨盆及患肢托起，术前早期尽量减少翻身，必要时要整个身体转动，不要只动上身，切忌屈髋动作，防止脱位。

（5）遵医嘱常规应用抗凝药物，并观察抗凝药的并发症。

2.并发症的预防护理

（1）预防术后低血压　术后由于麻醉引起下肢血管扩张导致血容量相对减少，加上术中出血，手术创口疼痛等原因，可出现低血压。

（2）预防关节脱位　进行关节置换后，老年人应防止跌倒或发生外伤，要主张使用正确的体位，以预防关节脱位。合理摆放体位，术后患足放在抬高的泡沫橡胶夹板内，保持20°～30°的外展、中立位，并且于术后3周内绝对避免患髋屈曲、内收和内旋的复合动作，尤其患肢位置，应避免髋关节屈曲超过90°。科学训练，受力合适，避免运动量过大或过早负重，合理使用辅助器。控制体重，预防骨质疏松，适当使用预防骨质疏松药物。严格限制禁忌动作。

（3）预防下肢深静脉血栓　术后密切观察肢体温度、颜色、肿胀程度、静脉充盈情况及感觉，可与健侧肢体对比。如肢体远端有凹陷性水肿，皮肤发紫伴浅静脉充盈及活动受限，提示有深静脉血栓形成，应及时处理。预防性用药：术后第2天开始选用低分子肝素、肠溶阿司匹林、华法林、双嘧达莫等，以促进血肿的吸收，减少异位骨化。低分子肝素要求最好用到术后3周。术后抬高患肢，加压包扎，穿弹力长袜、压力套，注意下肢和足底静脉气泵的使用。术后早期活动，股四头肌静态收缩（图7-16）、直腿抬高及踝关节主动背屈（图7-17）和跖屈运动（图7-18）、踝泵运动。早期关节持续被动运动。

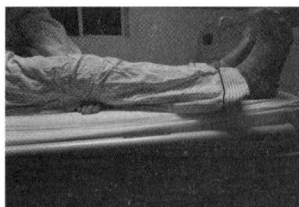

图7-16　股四头肌静态收缩　　图7-17　踝关节主动背屈　　图7-18　跖屈运动

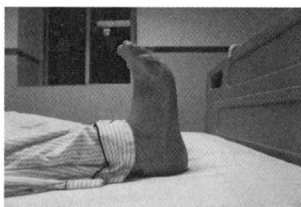

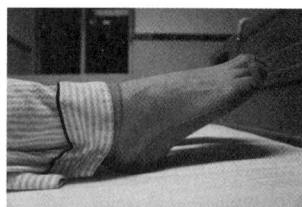

（4）预防压力性损伤发生　老年人在患肢制动前提下，将髋部整个托起，使臀部离开床面，解除骶尾部压迫，每2小时一次。大小便后，要擦干局部，防止局部大小便潮湿刺激，保持床面平整干燥，无渣屑。

（5）防止呼吸道泌尿系感染　保持室内空气新鲜，每日定时通风，嘱老年人深呼吸做有效咳嗽，轻拍背部以助排痰，痰液黏稠者可做雾化吸入，每日2次。嘱老年人多饮水，增加尿量，以达到冲洗膀胱的作用，保持会阴部清洁，每日清洗1~2次，以预防泌尿系统感染。

（6）其他　人工关节置换老年人的年龄偏高，应注意循环系统并发症。由于经受手术创伤后易出现重要脏器的功能障碍，尤其是心功能不全，故应严格控制输液量及速度。

3.术后肢体康复锻炼　可以减少术后并发症的发生，训练和加强关节周围的肌群，重建关节的稳定性，改善置换后关节活动范围，保证重建关节的良好功能；加强对置换关节的保护，延长关节的使用寿命，提高生活自理能力。康复锻炼应遵循个性化、渐进性和全面性三大原则。

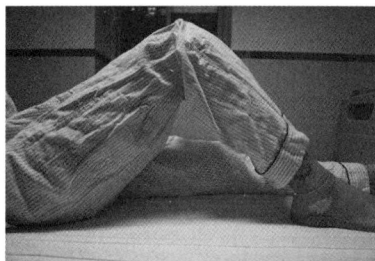

图7-19　膝关节主被动运动

（1）鼓励老年人早期活动、早期离床、早期功能锻炼。

（2）早期床上活动　术后指导老年人进行深呼吸及扩胸运动、每日2~3组，每组10次，术后清醒后即可开始踝泵运动、每小时15次。患侧髋、膝关节主被动运动，髋关节屈曲小于90°（图7-19），股四头肌、臀大肌的等长收缩训练，也可以通过双肘支撑挺起上半身，同时臀部拾离床面,以锻炼上肢肌力。

（3）肌力训练

1）臀中肌、臀小肌肌力训练：取仰卧位或站立位,患侧髋关节外展10°~30°,每次保持3~10秒,重复15~20次。

2）髂腰肌、股四头肌训练：将患肢伸直,直腿抬高15°~60°,每次保持5~10秒,重复10~20次。

（4）转移训练　在医务人员指导下正确进行上下床训练,将助行器放于床旁,协助老年人靠近床边,老年人健侧下肢放置床边,健侧手放在助行器上,缓慢坐起,健侧着地,身体前倾呈站立位,健腿完全负重（图7-20）。

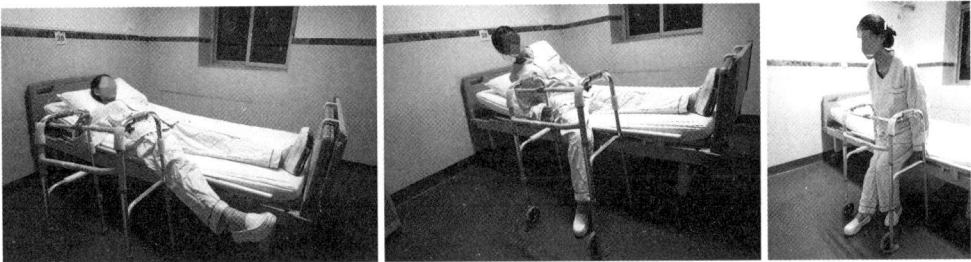

图 7-20　转移训练

（5）步行训练　在康复治疗师的指导下使用助行器进行步行训练,逐渐增加步行距离。循序渐进,逐渐由早期的部分负重训练转变为负重训练。根据老年人情况进行上下楼梯训练。

（6）负重训练　关于患肢负重的时机问题,骨水泥固定型老年人术后即可早期负重,而使用非骨水泥固定型,传统观念认为患肢需在6周后才能全负重,但随着假体生物材料及设计的不断完善。目前很多学者认为使用非骨水泥固定型老年人可与使用骨水泥固定型老年人一样在术后即可早期进行负重训练,这需由手术医生依据术中所采用的固定方式具体决定。无论是骨水泥固定型还是非骨水泥型,如果同时行转子间截骨术,老年人术后负重需严格控制在足尖接触负重或只负重体重的 10%~30%。

4.心理护理　向老年人介绍关节置换的相关知识,让老年人正确认识疾病,保持愉快的心情,配合医务人员的治疗。

六、健康教育

1.禁忌动作　术后8周内禁忌动作：髋关节屈曲大于90°、髋关节内收超过中线、髋关节内旋超过中立位,如坐低矮的凳子或软的沙发、做踢腿的动作、跷二郎腿、盘腿等。这些动作易引起假体脱位。术后8周,经手术医生评估后再予以解除。

2.离床训练　对双侧同时行THA老年人,可从任一侧离床,但应避免双下肢交叉或沿床边转动时内旋下肢。

3.循序渐进　肌力训练、关节活动度训练、平衡训练、患肢负重练习均需遵循循序渐进原则。

4.预防下肢水肿　活动量的增加可引起下肢水肿，加压弹力袜可最大限度地减轻下肢水肿并预防DVT的发生。

5.脱拐　何时由助行器过渡到双拐，到单拐或手杖，甚至脱拐均需根据老年人的耐受程度及手术医生和康复医生随访评估后决定。

6.下肢不等长感　老年人自感双下肢不等长十分常见。术前肌肉短缩和关节高度丧失以及术后肿胀，均会影响老年人术后对患肢的感受，一般术后12周将逐渐消退。

7.驾车　对于左侧THA老年人，停用麻醉药品后即可恢复驾驶自动挡汽车，但有研究表明，术后至少6周内驾车反应能力均存在不同程度的损害，故建议老年人在解除了髋部禁忌动作后再开始驾车。

8.文体活动　可允许老年人恢复部分体育和娱乐活动，但不鼓励THA老年人恢复高冲击性的运动项目，如单打网球、跑步、壁球等。

9.家居活动　THA术后老年人需进行必要的家居改造，预防跌倒，减少假体脱位和骨折的风险。包括清除家庭走道障碍物，如重新整理家具、看管好宠物、卷起不用的电线和电话线等；把常用的物品放在老年人容易拿得到的位置；保持浴室地面及台面干燥；在厨房、走道、浴室放置座椅；在座椅和坐厕上放置较硬较厚的坐垫，以保持坐位时髋关节屈曲不大于90°。

【拓展学习】　　　　　　　　　　　　　【任务检测】

虚拟现实技术在髋关节
置换术后老年人中的应用

【课堂笔记】

【邓　晶】

项目五　骨关节炎的照护技术

【任务情境】

李婆婆，65岁，近1个月来，每天早上起床后，都感觉双手握拳时有点不灵活，活动后有好转，李婆婆家住在3楼，每次上下楼梯时，双膝关节都有点疼痛，走平路时无感觉。近1周因疼痛加重入院治疗。

任务：请帮助李婆婆缓解疼痛症状。

思考：如何预防李婆婆上述症状加重？

【任务分析】

一、定义

骨关节炎（osteoarthritis，OA）又称退行性关节炎、骨关节病、增生性关节炎。骨关节炎是发生在滑液关节的一种发展缓慢，以局部关节软骨破坏为特征的，伴有相邻软骨下骨板骨质增生或骨唇形成的骨关节病。骨关节炎好发于中老年老年人，其中女性多于男性。60岁以上人群的患病率可达50%，75岁以上人群则高达80%。

二、病因

骨关节炎发病与遗传、内分泌、代谢障碍及外伤、劳损等因素有关。病理早期表现为关节软骨局灶性软化，表面粗糙，随之出现裂隙、剥脱，软骨下骨质暴露、增生、硬化，关节边缘新骨形成，关节间隙变窄。

三、临床表现

骨关节炎具有较高的致残率。好发部位为髋、膝、脊柱等负重大、活动多的关节。

（一）症状

1.疼痛 骨关节炎的主要症状为关节疼痛，负重或过度活动后疼痛加重，休息后疼痛缓解。此病初始阶段疼痛程度较轻，随着病情的发展、疼痛逐渐加重，表现为持续性的钝痛或刺痛，劳累和夜间更甚。膝关节受累时，下蹲或上下楼梯会导致关节明显疼痛，髋关节病变时的疼痛可放射至大腿后外侧。

2.晨僵和黏着感 主要表现为静止或晨起时关节僵硬，活动后缓解，被称为"休息痛"。

（二）体征

1.压痛 受累的关节局部有压痛，其中关节肿胀时压痛尤其明显。

2.关节活动弹响或摩擦音 常发生于膝关节。

3.关节肿胀 可能是由于局部的骨性增生或渗出性滑膜炎所致。肿胀严重时可以引起关节畸形、半脱位等。手部的关节也可出现变形重大，可发现Heberden结节和Bouchard结节。

4.关节活动受限 由于肿胀等原因导致关节活动减少、肌肉萎缩、关节周围软组织挛缩，引起关节活动受限。早期只表现为关节不灵活，随着病情发展，关节活动范围逐渐减小，还可因为关节内的游离体出现"交锁"现象。

四、评估

1.健康史 了解老年人的既往健康情况，家族遗传情况，老年人的年龄，是否吸烟，是否长期从事关节负重活动，以及是否有关节形态异常等。

2.疼痛 较常用的疼痛评估方法有视觉模拟评分法、语言评价量表、数字评价量表、口述描绘评级法等。目前多数人认为视觉模拟评分法较好，其方法简单，下划线以视觉模拟评分法（visual analogue scale for pain，VAS）为代表，是评估疼痛强度的较好方法。

3.康复评估 包括关节活动度评估，检查关节僵硬与活动受限的程度；肌力评估，可采用徒手肌力评定法，详见模块二项目五的相关内容；日常生活活动能力Barthel指数评分法。

4.实验室检查 包括血液检查和关节液检查，伴有滑膜炎时可出现C反应蛋白（CRP）和红细胞沉降率（ESR）轻度升高。关节液检查可见白细胞轻度增高，偶见红细胞软骨碎片和胶原纤维碎片。

5.影像学检查 X线检查可见关节间隙变窄，软骨下骨硬化；晚期关节间隙消失，关节内、外翻畸形。

6.关节镜检查 可见滑膜绒毛明显增生肿胀、充血，关节软骨发黄、粗糙、糜烂缺失；可有骨质裸露；骨整形成；半月板不同程度的破坏。

五、照护措施

（一）休息

关节出现明显疼痛、肿胀时，应以休息为主，避免上下楼梯、跑步等。老年人取舒适的体位，尽可能保持各关节的功能位。但卧床时间要适度，不可过长。

过分的静止休息易造成关节僵硬、肌肉萎缩和体能下降，因此应动静合理安排。

（二）保暖

应注意保暖，冬天可用护膝。

（三）用药护理

非甾体抗炎药宜在饭后服用，以免对胃肠黏膜造成刺激，一般在炎症发作期使用，症状缓解后停止服药，防止过度用药。若用按摩、理疗等方法可缓解疼痛者，最好不用此类药物；硫酸氨基葡萄糖最好吃饭时服用，氨糖美锌片最好饭后即服或临睡前服用。

（四）疼痛护理

注意观察疼痛的部位、性质、持续时间，疼痛与活动的关系，疼痛的诱因及缓解方法等；对于服用止痛药物的老年人，注意定时定量给药，并密切观察药物的不良反应，采用物理疗法缓解疼痛的老年人，做好相应的护理。

（五）物理疗法

1.急性期和亚急性期　均可应用物理疗法。

（1）局部冷疗法。

（2）水疗　包括矿水浴、盐水浴、硫化氢浴等，温度以38～40℃为宜，有发热者不宜用水疗法。

（3）紫外线红斑量照射　具有消炎和脱敏的作用。

（4）磁疗　具有消炎、消肿、镇痛作用。

（5）低中频电疗　可改善局部血液循环，促进渗出吸收，缓解肌紧张，达到镇痛作用。

（6）蜡疗　能改善循环和缓解挛缩的作用。

2.慢性期　应用的物理疗法如下。

（1）全身温热　如湿包裹法、温泉疗法、蒸汽浴、沙浴、泥疗等。

（2）局部温热疗法　如热水袋、温水浴、蜡疗、红外线、高频电疗法，特别是微波，对全身影响较小；每天1～2次，每次20～30分钟。同时结合中草药熏洗或熨敷，效果更好。

（3）电热手套　对老年人进行热疗时手套内温度可达40℃，每次30分钟，每日2次，可减轻疼痛，但不能改善晨僵程度，也不能阻止关节破坏。

（六）运动疗法

在急性炎症期或关节固定期，虽然关节不宜做运动，但为保持肌力，可进行肌肉静力性收缩训练。恢复期或慢性期，可在关节能耐受的情况下，加强关节的主动运动，适当进行抗阻力练习。

1.等长收缩　用于保护炎症性关节病变老年人的肌力，因可使肌肉产生最大张力而对关节的应力最小，每日只要有数次的最大等长收缩就能保持或增加肌力和耐力，因此等长收缩训练对关节炎老年人是简便安全可行的方法。

2.等张收缩　关节炎症已消失的老年人可进行等张运动。游泳池内或水中均是等张运动的良好环境，由于浮力使作用于关节的应力减少，一定的水温更有助于关节周围肌肉等软组织松弛，因此水中等张运动很适合于关节炎老年人。

3.关节操 可有效地预防关节僵硬，改善关节活动能力，恢复关节活动范围。在做操前先对受累的关节轻柔地按摩或热疗，可防止损伤，提高效果。做操时用力应缓慢，切忌粗暴，应尽量达到关节最大的活动范围，但不引起关节明显疼痛为度。如有条件在温水中练关节体操，既舒适，效果又好。

（1）手指关节体操 ①用力握拳—张开手指；②各指分开—并拢；③各指尖轮流与拇指对指。

（2）腕关节体操 ①手指伸直。腕关节上下摆动做屈伸练习；②手指平放，掌心向下，手向桡、尺侧往返摆动；③手做绕换活动；④双手胸前合掌，两腕轮流背伸。

（3）肘关节体操 ①屈肘手触肩—复原；②两臂自然靠在身边。轮流屈伸肘。

（4）前臂旋转体操 ①准备姿势：肘屈成90°，前臂旋后，使手掌向着面部；②双手拧毛巾练习。

（5）肩关节体操 ①准备姿势：两臂靠在躯体向正前方平举—上举—放下；臂侧平举—上举—放下；②坐位或立位，两臂在背后伸直后引，躯干挺直；③直臂环绕或在屈肘的姿势下环绕。

（6）脊柱体操 ①颈屈伸运动：低头（下颌尽量向后）—复原；②转体运动：坐位（屈臂平举，双手互握于胸前）。转体向左（目视左肘）—复原—转体向右（目视右肘）—复原；③躯体侧屈运动：站立位。举右臂，垂左臂，上体向左侧屈—复原。

（7）髋关节体操 ①仰卧，两腿轮流屈髋屈膝、伸直；②仰卧（腿伸直），髋关节内收—外展；③仰卧（膝伸直），髋关节内旋—外旋；④立位（膝保持伸直），直腿前踢（屈髋）—直腿后伸（伸髋）。

（8）膝关节体操 ①卧位，屈膝关节，使足跟尽量靠近臀部；②坐位（膝屈位），伸展膝关节至最大范围，然后放下。

（9）踝关节体操 ①坐位或仰卧位，足背屈起—屈向下；②坐位或仰卧位，足向内摆（内收）—向外摆（外展）；③足踝绕环运动。

（10）趾关节体操 足趾向上屈起—复原—向下卷曲—复原。

除此之外，还有行走、跑步、自行车、游泳、划船等运动，应用时根据关节炎症情况和心肺功能确定其强度。常用于关节炎恢复中后期增强心血管功能，提高体质。

（七）矫形支具的护理

1.手杖 适用于步行时下肢负重引起关节疼痛明显或肌肉无力不能负重者，使用手杖辅助减轻关节的负荷，缓解疼痛，提高老年人的活动能力。

2.护膝 适用于膝关节不稳定的老年人，正确佩戴护膝能减轻关节或软组织的负荷，增进关节的稳定度和抗损伤能力，使关节维持在生物力学上的最佳位置，从而缓解疼痛和改善步行能力，佩戴护膝也可改善血液循环，避免膝部受凉，长期使用护膝可以减少膝关节的退变，是康复护理中重要的方法。

3.踝足矫形器　主要适用于踝关节骨关节炎，步行时疼痛剧烈的老年人。

4.轮椅　适用于髋关节骨关节炎和膝关节骨关节炎负重时疼痛剧烈，不能步行的老年人。

（八）生活指导

避免穿高跟鞋，控制体重，避免过胖。高血压、吸烟、心理状态不佳，会促进骨关节炎症状，应针对这些危险因素予以处理。多食用高蛋白、高维生素、高热量、易消化的食物，并注意补充维生素D含量较高的食物（如动物肝脏、蛋黄）。建议老年人多进行户外活动，增加日光照射，促进皮肤维生素D的合成和钙磷吸收。

（九）心理护理

骨关节炎老年人常伴有抑郁焦虑的情绪，介绍疾病相关知识，讲解情绪对疾病的影响，关心老年人，加强沟通，调动老年人治疗的积极性和内在潜力。

六、健康教育

关节炎虽无特殊治疗，但经过积极正确的康复训练和护理，能够缓解病情，避免残疾，或减轻残疾程度，改善老年人的生活质量。具体从以下几个方面进行指导。

1.合理用药　关节炎的早期、关节肿胀和疼痛明显时应使用糖皮质激素类、消炎镇痛药（非甾体抗炎药）、金制剂以及免疫抑制剂，这些药物可有效地减轻肿胀、疼痛和僵硬，控制病情。但要注意其副作用的发生，如非甾体抗炎药其毒性会造成胃肠道出血、胰、肝、肾等脏器的损害。指导老年人合理、按时服药，不可随便停药，出院后要定期随诊。

2.科学指导　指导老年人及家属掌握疾病的相关知识，了解康复治疗和训练的重要性，鼓励老年人建立同疾病做斗争的信心。老年人应在家人协助下，进行适当的运动锻炼，以维持和改善关节的功能和减少并发症的发生。家属应辅助和督导老年人进行各种功能训练，以保持基本的日常生活活动能力，满足其基本生活需要，并给予鼓励和体贴。根据残疾程度，学会应用轮椅、拐杖等辅助用具。

3.锻炼指导　老年人在日常生活中应重视保护关节，合理使用关节，避免长时间站立或蹲位，活动时穿防滑鞋，做好膝盖保护，这样可以减轻关节负担，避免劳损；预防关节损害及变形并能减少体能消耗。具体方法见慢性期关节操。

4.积极预防复发　注意和避免发病诱因，天气变化合理增减衣物，夏天避免长时间吹空调或电扇。

5.饮食指导　科学合理的饮食可起到辅助控制病情，维持治疗效果，促进疾病康复的作用。骨关节炎老年人不要过多地吃咸辣、过冷、过热的食物，要多摄取富含粗纤维、高蛋白的食物，适当增加含钙和维生素类食物，多饮水。

【拓展学习】

关节腔内注射
玻璃酸钠注射液

【任务检测】

【课堂笔记】

（刘 玲 邓 晶）

项目六 老年慢性阻塞性肺疾病的照护技术

【学习目标】

知识目标 1.掌握COPD的定义、临床表现、护理措施及健康教育。

2.了解COPD的病因。

能力目标 1.能对COPD老年人进行全面的护理评估。

2.能根据老年人的评估结果，提供个性化的护理措施。

3.能对老年人进行全面健康教育。

素养目标 1.富有同理心，关心老年人的身体和心理需要。

2.在实施护理措施时，随时观察老年人的反应，树立职业安全意识。

3.具有良好的沟通能力，善于与老年人及其家属进行沟通。

【概述】

COPD是老年人呼吸系统的常见病、多发病，并随着年龄的增加发病率逐渐增高，给老年人、家庭及社会带来沉重的经济负担，严重影响老年人的生存质量。做好COPD老年人的疾病照护，对于改善老年人呼吸，增加活动能力，提高自理能力具有重要的意义。

【任务情境】

王爷爷，65岁，反复咳嗽、咳痰伴憋喘10余年，曾多次入院治疗。3天前由于感冒，病情加重再次入院治疗。体格检查：体温38.5℃，脉搏110次/分，呼吸34次/分，血压130/80mmHg，两肺可闻及干湿啰音，血常规示：WBC 11.0×10^9/L。动脉血气分析结果示：$PaO_2 < 50mmHg$，$PaCO_2 > 60mmHg$。胸部X片示：双下肺纹理增粗、紊乱。

思考：1.如何对王爷爷进行护理评估？

2.根据王爷爷目前的病情，应提供哪些护理措施？

【任务分析】

一、定义

慢性阻塞性肺疾病（chronic obstructive pulmonary disease，COPD），简称慢阻肺，是一种以气流受限为特征的慢性肺部疾病，其气流受限呈不完全可逆且进行性发展。其主要包括慢性支气管炎、慢性支气管哮喘、阻塞性肺气肿等。

二、病因

COPD的确切病因尚不清楚，往往是多种因素相互作用的结果。

1.外源性因素 主要包括吸烟、感染、环境污染、过敏及其他理化因素，这些危险因素可能参与COPD的发生、发展。

2.内源性因素 主要包括老年人呼吸道功能减弱、免疫功能下降、肾上腺功能和性腺功能减退、自主神经功能失调等。

三、临床表现

COPD临床表现主要为咳嗽、咳痰、气急、呼吸困难，严重时可出现呼吸衰竭，如不及时治疗，可导致慢性肺源性心脏病。

四、评估

（一）健康史

询问老年人有无吸烟史和慢性咳嗽、咳痰病史；发病是否与气候寒冷、天气变化有关；了解老年人职业性质及工作环境中是否接触粉尘、化学物质等；有无空气污染、变态反应等因素的慢性刺激；评估老年人的症状、体征、辅助检查结果及既往史、家族史、吸烟史等。

（二）身体评估

与成人相比，老年COPD具有以下特点：①呼吸困难较严重，在日常活动甚至休息时出现气促；②机体反应能力低下，常见症状弱化或缺如，老年人常表现为胸闷、厌食、少尿、精神差、颜面部发绀、呼吸音低下等；③反复感染，易出现肺源性心脏病、休克、肺性脑病、DIC等并发症。

（三）呼吸功能评估

1.COPD严重程度评估

（1）根据有无出现呼吸短促及短促程度分类 分为5级。①1级：无气短、气急。②2级：稍感气短、气急。③3级：轻度气短、气急。④4级：明显气短、气急。⑤5级：气短、气急严重，无法耐受。

（2）根据日常生活能力分类 分为0～5级。①0级：存在不同程度的肺气肿，但活动正常，对日常活动无影响，活动时无气促。②1级：一般活动时即出现气短。③2级：平地步行时无气短，快走、上坡或上下楼梯时出现气短。④3级：慢走不足百步即出现气短。⑤4级：讲话、穿衣等轻微动作时即出现气短。⑥安静时即出现气短、无法平卧位。

2.肺功能评估 是诊断COPD的"金标准"，用于判断病程和预后。主要表现为用力肺活量（FVC）和第1秒用力呼气容积（FEV_1）均下降。当吸入支气管扩张药后，如FEV_1<正常阈值的80%，且FEV_1/FVC<70%，可判断为不完全可逆性气流受限，明确诊断为COPD。

（四）辅助检查

1.血常规检查 COPD合并细菌感染时，白细胞总数及中性粒细胞比例升高。

2.X线检查 疾病早期可无明显变化，随着病情的发展可出现肺纹理紊乱、增粗。如并发肺气肿，表现为胸廓前后径增加，肋间隙增宽，肋骨变平、膈肌低平，肺纹理减少，双肺野透亮度增加。

3.动脉血气分析 通过血气分析结果确定呼吸衰竭的类型和程度。

（五）心理－社会状况

COPD病程长、疗效差、易复发，长期反复住院增加家庭照顾和经济负担，老年人出现呼吸困难导致自理能力下降，从而使老年人及家属易出现焦虑、抑郁等负面情绪，老年人对治疗失去信心。因此应加强对老年人和家属心理状态的评估。

五、照护措施

（一）休息与活动

COPD急性期应卧床休息，降低机体的耗氧量，促进心肺功能的康复。疾病缓解期应根据老年人的身体状况，有针对性地选择适合老年人的运动方式，提高肌肉耐力，改善心肺功能，恢复日常活动能力。如训练上肢功能，主要包括提高自我照护能力，如穿衣、修饰、洗澡等；训练下肢功能，主要包括户外步行、骑自行车、登山等。

（二）保持呼吸道通畅，促进痰液引流

1. **体位** 指导老年人取坐位或半卧位，膈肌下降，利于肺部扩张。

2. **有效咳嗽训练** 适用于意识清醒、咳嗽排痰较差的老年人。指导老年人取舒适、放松的位置，先缓慢深吸气5~6次，然后深吸气后屏气片刻，快速打开声门，连续咳嗽3声，用力收紧腹部将痰液排出。训练一次后，休息片刻，准备再次训练。

3. **辅助咳嗽技术训练** 适用于呼吸机无力，无骨质疏松、肋骨无骨折，不能进行有效咳嗽的老年人。老年人平卧于硬板床上或端坐于有靠背的椅子上。面对操作者，操作者的手置于老年人的肋骨下角处，嘱老年人深呼吸后屏气，准备咳嗽时，操作者的手向上向里用力推，帮助老年人快速呼气，有效咳嗽，促进痰液的排出（图7-21）。

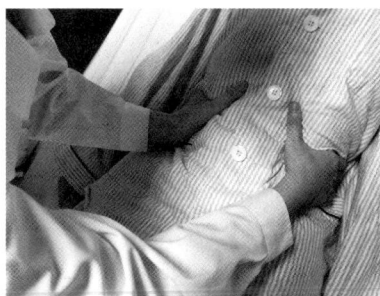

图 7-21 辅助咳嗽技术训练

4. **气道湿化** 适用于痰液黏稠不宜咳出者。临床中主要有氧气雾化吸入法和超声雾化吸入法。常用药物有吸入用乙酰半胱氨酸溶液、吸入用布地奈德混悬液、吸入用异丙托溴胺溶液、吸入用硫酸沙丁胺醇溶液等，以达到稀释痰液、改善气道痉挛、减轻气道水肿的作用。

5. **胸部叩击** 适用于长期卧床、咳嗽能力差的老年人。操作者五指并拢，掌心空虚，呈杯状。在与肺段相对应的胸壁部位进行自下而上、自外向内快速而有节律的叩击（80~100次/分），每个部位叩击2~5分钟，叩击力度适宜，以不引起老年人疼痛为宜。此操作结合体位引流、有效咳嗽，效果更佳。如老年人存在凝血功能障碍、骨质疏松、肋骨骨折，此方法应禁用（图7-22）。

6. **振动** 常用于胸部叩击之后，有利于纤毛系统清除分泌物。操作者双手直接放在老年人的胸壁上并压紧，当老年人在呼气时给予快速、细小的压力振动，每次0.5~1分钟，每部位振动5~7次。如老年人存在凝血功能障碍、骨质疏松、

肋骨骨折，此方法应禁用（图7-23）。

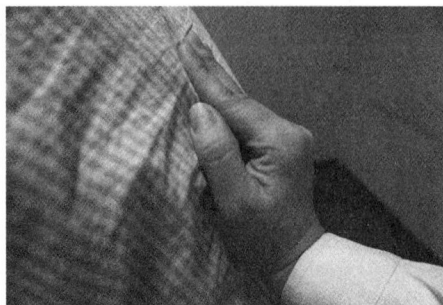

图 7-22　胸部叩击

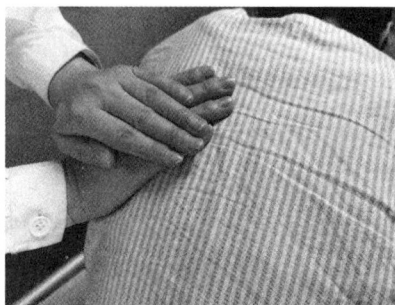

图 7-23　振动排痰

7.体位引流　适用于年老体弱、胸部手术后、疼痛等原因而不能有效咳嗽排出肺内分泌物者。体位引流是将病变部位置于高处，引流支气管的开口方向朝下，利用重力作用使肺叶或肺段气道分泌物引流至大气道，再配合胸部叩击、振动、有效咳嗽、机械吸痰等措施，促进痰液排出的方法。每次引流一个部位，引流时间5～10分钟，如有多个引流部位，总时间不超过30～45分钟，一般情况下，每日引流2次，如痰液较多，老年人耐受，也可增至每日3～4次。体位引流应在晨起、餐后1～2小时或饭前1小时进行，不宜安排在餐后进行，防止胃食管反流、恶心、呕吐、误吸等；引流过程中，注意观察老年人的生命体征变化。

8.机械吸痰法　适用于痰液黏稠不易咳出、意识障碍或排痰困难者。是利用机械负压吸引的方法，经口、鼻腔或人工气道将呼吸道的分泌物吸出，保持呼吸道通畅的一种方法。每次吸痰时间不超过15秒，两次吸痰间隔时间大于3分钟，并在吸痰前、中、后提高吸氧浓度，避免因吸痰操作导致低氧血症。

（三）呼吸功能训练

指导老年人在稳定期进行呼吸训练，主要包括放松训练、腹式呼吸训练和缩唇呼吸训练。

1.放松训练　主要是放松老年人的辅助呼吸肌群，减少呼吸肌氧耗，缓解气急、气短和精神紧张等症状，提高呼吸效率。选择一个安静、舒适的环境，老年人可取坐位、卧位或立位，使全身肌肉放松。对肌肉紧张不易松弛的老年人，可以指导放松技术，还可以做肌肉紧张部位的节律性摆动或转动，或进行缓慢的按摩、牵拉，均有助于紧张肌肉的放松。

2.腹式呼吸　又称膈肌呼吸，其通过增大膈肌的运动范围以提高肺的伸缩性，增加肺通气功能，是COPD老年人重要的护理措施。老年人取舒适放松体位，斜躺坐姿位，操作者将手置于肋骨下方的腹直肌上。指导老年人用鼻缓慢吸气，肩部放松，胸廓无扩张，仅腹部隆起。然后嘱老年人有控制地用口呼气，腹部下陷。重复此动作3～4次后，放松休息，避免引起过度换气。也可指导老年人将手置于腹直肌上，感受腹部的变化，吸气时，手上升，呼气时，手下降。老年人学会腹式呼吸后，其可在各种体位和活动下训练腹式呼吸。

3.**缩唇呼吸** 又称吹笛样呼吸，可降低呼吸频率、增加潮气量及增强运动的耐力。指导老年人闭口，经鼻缓慢吸气，呼吸时将口唇紧缩收拢为吹口哨状，使气流缓慢地通过缩窄的口形，徐徐吹出。一般吸呼时间比为1：2，呼吸频率<20次/分。嘱老年人训练时避免过度用力呼气使小气道过早关闭，致肺残气量增加；呼气时间也不宜过长，否则会引起过度换气（图7-24、图7-25）。

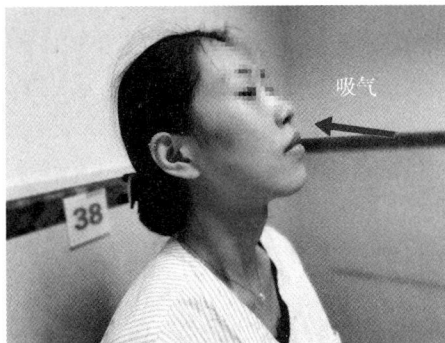

图7-24 缩唇呼吸（吸气）

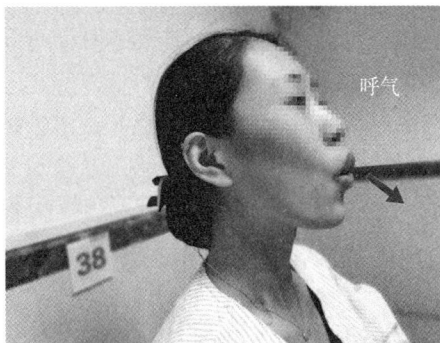

图7-25 缩唇呼吸（呼气）

（四）氧疗护理

COPD老年人由于肺通气和换气功能障碍致机体缺氧和二氧化碳潴留，因此氧疗起到关键作用。根据老年人情况，通过鼻导管、面罩、机械通气等方式持续低流量（1~2L/min）给氧。每天持续低流量吸氧10~15小时以上，可提高老年人活动的协调性、运动耐力，同时有助于老年人睡眠。

（五）营养支持

合理膳食、科学烹饪，可以改善机体代谢功能，增强抵抗力，促进COPD老年人的康复。据统计，25%的COPD老年人存在体重指数下降，而体重指数下降是老年人死亡的危险因素，因此，体重指数下降、营养不良者，应均衡饮食，改善机体营养状态。而对于肥胖者，由于肥胖导致呼吸系统做功增加，加重了呼吸道症状，因此这类老年人需要控制饮食，合理减肥。

（六）心理护理

COPD老年人往往由于咳嗽、咳痰、气急、气短、胸闷等症状，严重影响了日常生活和社会交往活动，老年人常常感到孤独、无望、焦虑、抑郁、失落，护士应耐心与老年人交流，了解其内心想法，向其讲解疾病的特点，帮助老年人树立战胜疾病的信心，消除负面情绪，建立积极、健康的心理状态，并协助其取得家庭和社会的有效支持，提高应对能力，促进疾病康复。

六、健康教育

1.**疾病知识指导** 向老年人及家属讲解疾病的发生、发展和疾病加重的诱发因素；注意防寒、保暖，避免冷空气的刺激，预防上呼吸道感染；改善居家环境，避免粉尘、刺激性气体、烟雾等对呼吸道的刺激；在呼吸道传染病流行期间，尽量减少去公共场所；告知老年人戒烟是防治该病的一项重要措施。

2.用药指导　指导老年人遵医嘱用药，细心讲解常用雾化药物的作用、副作用；耐心演示雾化器的正确使用，保证用药效果；教会老年人及家属观察药物的不良反应。

3.康复运动指导　根据老年人的心肺功能状况，为其制订个性化康复运动计划，运动方式主要包括慢跑、快走、骑自行车、打太极拳等。运动一定要在病情稳定的情况下进行，要遵循量力而行、循序渐进、持之以恒的原则。

4.呼吸训练指导　指导老年人正确地进行放松训练、腹式呼吸训练、缩唇呼吸训练，减轻呼吸困难，提高活动的耐力。鼓励老年人进行耐寒锻炼，如用冷水洗脸、洗鼻等，提高抗寒能力，预防呼吸道感染。

5.居家氧疗指导　让老年人和家属了解长期氧疗的目的及必要性；讲解用氧安全知识，禁止烟火、防止爆炸；告知吸氧装置保持清洁、定期消毒。

6.戒烟指导　告知老年人戒烟可提高COPD的治疗效果。在疾病的任何阶段选择戒烟，均可以延缓疾病的发展和恶化。给老年人介绍一些有效的戒烟方法，如使用尼古丁替代品、进行其他的活动（如运动、散步、深呼吸等）转移注意力等。

【拓展学习】

主动呼吸循环技术

【任务检测】

【课堂笔记】

（杜艳会）

项目一　安宁疗护概述

【概述】

现代的物质生活水平提高，人均寿命延长，生活质量提高，然而，对于一个人的生命最终阶段——临终期的照护质量却依然没得到提高。对每个人而言，生和死都非常重要，究竟要怎样去面对死亡，现今社会中大多数人都会感到茫然无措。

【任务情境】

王爷爷，80岁，因肺癌晚期转移至脑部，医生建议转入安宁疗护病房，行生命支持治疗。王爷爷还不知情，家属也很悲痛，不愿接受事实。假如你是此病区的一名照护者，很希望能帮帮他们。

思考：实施安宁疗护中应注意哪些问题？

【任务分析】

一、安宁疗护

安宁疗护（hospice care）则被译为"安息照护"或"终末照护"等。我国香港的学者称之为"善终服务"，台湾称之为"安宁照顾"。是指为疾病终末期或老年老年人在临终前提供身体、心理、精神等方面的照料和人文关怀等服务，控制痛苦和不适症状，提高生命质量，帮助老年人舒适安详、有尊严地离世。安宁疗护、临终关怀、安宁和缓医疗、姑息疗法、缓和医疗（palliative care/palliative medicine）等内涵具有相似之处，国家卫生健康委员会将临终关怀、舒缓医疗、姑息治疗等统称为安宁疗护。

安宁疗护的理念是通过由医生、照护者、志愿者、社工、康复治疗师及心理治疗师等人员组成的团队，为临终老年人及其家庭提供帮助，减少老年人身体上疼痛的同时，关注老年人的内心感受，给予老年人"灵性照护"。让老年人有尊严地走完人生最后一段旅程。其原则有3个：①重视生命并承认死亡是一种正常过程；②既不加速，也不延后死亡；③提供解除临终痛苦和不适的办法。

（一）安宁疗护的意义

1.国家层面 临终救护占据我国医疗支出的最大份额，我国如果推广临终关怀，必能节省巨额医疗开支、减少医疗浪费；符合人类追求高生命质量的客观要求，是社会文明的一种表现。

2.医院层面 临终关怀的开展有助于有限的医疗资源充分发挥效用，缓解医疗资源和社会需求之间的落差。

3.照护人员层面 充分体现了以提高生命价值和生命质量为服务宗旨的高尚照护职业道德，可以减少大量的无望救治案例，有利于树立和维护医生的职业信心，减少医患矛盾。

4.临终老年人层面 老年人的价值，包括生命价值和人格尊严得到尊重。让老年人尊严、舒适地到达人生彼岸，可以自主安排最后时日，避免破坏性的延命救治。

5.家属层面 临终关怀机构与团队的介入，不仅弥补了现代家庭照护者短缺且不专业的问题，而且避免了无效使用费用高昂的仪器设备，能有效地缓解老年人家庭的经济压力。并且丧亲者经由全程的专业帮助，可有效降低悲伤反应，尽快恢复正常的工作与生活，大大减少对社会的隐性损失。

（二）安宁疗护的组织形式

①独立的安宁疗护院；②医院附设安宁疗护病房；③居家式安宁疗护，临终老年人在家中接受专职照顾；④癌症老年人俱乐部。

由于专门的安宁疗护机构设施条件要求较高，我国目前还难以普及性开展在医院设置安宁疗护病房。同时，应动员社会力量参与，吸引慈善机构以及企业各界人士的捐助等。

（三）安宁疗护中的照护者角色

1.疼痛的治疗者 老年临终关怀的老年人一般都是肿瘤晚期的老年人，此类对象中，约70%以上都会遭受中度至重度疼痛。疼痛可以改变老年人的情绪及心理状态，加重老年人对死亡的恐惧和绝望，恶化病情。因此，解决疼痛问题对老年临终老年人的生活质量影响很大。作为照护者，减轻老年人疼痛，显得至关重要。可根据疼痛程度，合理采取三阶梯止痛法，也可以使用物理疗法或放松法等。

2.心理的支持者 临终老年人，心理表现不一，家属的表现也不尽相同，但多为悲痛、无法接受，容易和照护人员产生矛盾纠纷，并且家属的情绪也会感染到老年人。因此，照护者应成为老年人和家属的心理支持者，主动深入病房，与老年人交谈，解答疑惑，鼓励、安慰老年人及家属，尽可能满足其合理需求，注意讲话的方式和技巧。在工作中，照护者还应做有心人，细心观察他们的行为及表情、神态等非语言行为，鼓励老年人与疾病做斗争，增强其生活的信心。允许临终老年人表达悲伤，尽力安抚和帮助他们，允许家属陪伴，多一些心理的支持者。并给老年人和家属进行死亡教育，了解死亡是人生的客观规律，使其逐渐接受临终这一事实。

3.生命的守护者　临终老年人，长期卧床，活动限制，因此常常自觉形象受损、缺乏自尊，自暴自弃。照护者在工作中，要密切观察老年人，采取积极的态度对待老年人，应给予提供舒适、安静、整洁的病室环境，清洗身体，维持舒适的体位，按时翻身、拍背，注意便后清洁局部皮肤，保持床褥干净平整等。对老年人的点滴病情变化应给予高度的重视，采取积极的治疗措施，以解除老年人的焦虑和不安全感。为老年人提供一种身心及社会需求的全面关怀，缓和临终老年人对死亡的恐惧、焦虑和生理上的各类痛苦，使之能从容地面对死亡，至死保持人的尊严。

（四）安宁疗护的伦理道德要求

对临终老年人实施安宁疗护，与一般照护以促进疾病恢复为目标不同的是，它更侧重于心理、社会方面的照护。延长其生存时间的同时，尊重老年人的生存权利，提高其生活质量，体现照护工作者崇高的人道主义精神。这就要求照护者除了具备过硬的专业素质，更要在伦理职业道德方面严格要求。

1.具有慎独的职业情怀　临终老年人生命即将终结，生活难以自理，面对死亡心理压力较大，对人、事或周围环境变化的反应较淡漠，特别是昏迷老年人，需要照护者细心、严密地观察，才能发现老年人的病情变化、心理变化及遗愿要求，因此需要具有不怕脏、不怕臭、不怕麻烦的敬业精神，有较强的人道主义和责任感，并将"慎独"的职业品格实施在自觉的行动中。

2.具有无私奉献的精神　临终老年人生理功能衰退，心理极为敏感复杂，对人格及尊严倍加珍视，对照护者的一言一行更为注目。因此，照护者应做到语言美、仪表美，给临终老年人更多、更细致的关怀。

3.树立正确的死亡观　受传统观念影响，人们对死亡的看法始终采取否定、蒙蔽的负面态度，甚至忌讳在言语中提及。而科学的死亡观，实际上就是为死亡寻求心理适应，良好的心理适应对临终老年人及其家属度过这段时期都十分重要。因此，作为临终关怀主体的照护者，首先要彻底更新观念，树立正确的生死观，并用正确的生死观影响老年人，宣传死亡教育。

二、科学的死亡观

（一）死亡

死亡是指丧失生命，生命终止，是生存的反面。目前主要以脑死亡作为死亡的标准。脑死亡是指全脑功能不可逆性的永久性停止。包括以下两个方面。

1.大脑功能停止　除运动、感觉之外，思考、感情等精神活动功能，即意识永久性丧失；脑电波消失。如果脑干功能尚存，有自发呼吸，则不能称为脑死亡，只能说是处于"植物状态"。

2.脑干功能停止　昏迷，对光反射、角膜反射、眼球反射、前庭反射、咽反射、咳嗽反射消失；自发呼吸停止，血压急剧下降，直至脑死亡。

（二）死亡教育

死亡教育是实施临终关怀的一项重要内容，使老年人及家属逐步接受积极的死亡观念，帮助老年人克服对死亡的恐惧，适应病情恶化，缩短悲痛过程，减轻悲痛程度。是帮助人们正确面对自我之死和他人之死，理解生与死是人类自然生命历程的必然组成部分，从而树立科学、合理、健康的死亡观；消除人们对死亡的恐惧、焦虑等心理现象，教育人们坦然面对死亡。死亡教育也是破除迷信和提高公民素养的教育，是社会精神文明发展的需要，也是人生观教育的组成部分。

1.死亡教育的目的

（1）引导人们对生死进行思考，理解死亡是不可抗拒的自然规律，从而树立科学、合理、健康的死亡观。

（2）使人们正确地认识死亡的各种表象、情境和反应。

（3）消除人们对死亡的恐惧、焦虑等心理现象，教育人们坦然面对死亡。

（4）使人们思索各种死亡问题，学习和探讨死亡的心理过程以及死亡对人们的心理影响，为处理自我之死、亲人之死做好心理上的准备。

（5）懂得尊重、维护和不伤害他人的生命；了解死亡的原因、预防与延缓死亡的措施。

（6）勇敢地正视生老病死的问题，加深人们对死亡的深刻认识，使更多的人认识到人生包括优生、优活、优死三大阶段，并将这种认识转化为珍惜生命的意识。

2.死亡教育的意义

（1）老年人方面　工作丧失、生理机能减退和社会关系的变化均使得老年人承受着沉重的心理负担，很多老年人感受不到生活的意义。死亡教育不仅让人们懂得如何活得健康、活得有价值，而且要死得有尊严，认识到死亡是不可抗拒的自然规律，从容面对。

（2）家属方面　死亡教育既强化人们的权利意识，又有利于促进医学科学的发展，让人们学会调适不健康、趋向死亡的心理，重新认识生命的意义，可帮助家属以理性的态度面对家人死亡。

（3）社会方面　在我国，死亡教育极度缺乏，随着我国人均寿命不断增长，如何面对疾病与死亡变得越来越重要，然而在我国的传统认知里，死亡是个"不吉利"的话题。无论文化上还是制度上都存在空白，学校也缺乏关于死亡或者生命教育的课程。因此，在我国开展死亡教育势在必行。

三、生前预嘱

生前预嘱（living will）是指人们事先，也就是在健康或意识清楚时签署的，说明在不可治愈的伤病末期或临终时要或不要哪种医疗照护的指示文件。一个走到生命尽头的人，不能安详离去，大多要忍受心脏按摩、气管插管、心脏电击以及心内注射等急救措施。即使急救成功，往往也不能真正摆脱死亡，很可能要依赖生命支持系统维持毫无质量的植物状态。生前预嘱在许多国家和地区正在帮助人们摆脱这种困境。

面对"生前预嘱"为临终者提供的各种可能性，许多人认为，签署生前预嘱与实施缓和医疗完全改变了他们对死亡的想象，甚至改变了他们对生命的看法。他们不仅能事先对自己履行最后的责任，更能在病重和临终时得到善良的对待。他们不仅能要求缓解身体的痛苦，更能在精神上得到极大的安慰。他们在生命尽头感受到了爱与关怀，感受到个人的意愿被尊重，他们的亲人也因此更能面对他们的死亡。

【拓展学习】

安宁疗护的发展和现状　　　生前预嘱的发展

【课堂笔记】

（祁俊菊　李燕萍）

项目二　安宁疗护照护技术

【学习目标】

知识目标　1.熟知安宁疗护照护技术。

　　　　　2.熟知临终老年人心理分期。

　　　　　3.了解临终老年人的生理改变。

能力目标　能给临终老年人及其家属提供基本的临终照护。

素养目标　具有尊重生命、理解老年人及家属诉求的人文精神。

【概述】

"安宁疗护"的对象是经临床医生诊断，已处于临终期，现有医疗水平不可能使其痊愈，老年人自己及其家属愿意接受"安宁疗护"，即不进行插管、心肺复苏等无谓的创伤性抢救措施，而主要针对不适症状进行处理和心理照护，帮助老年人及其家属平静地面对死亡，完成心愿。

【任务情境】

82岁的李爷爷因胰腺癌晚期转入安宁疗护病房，行生命支持治疗。

思考：如何对家属实施关怀和支持？

【任务分析】

一、临终老年人主要的系统改变及照护

（一）循环系统的变化及照护

临终老年人循环系统功能减退，每搏输出量减少，脉搏由快到微弱而不规则，心音低弱，血压下降，周围血管开始收缩，皮肤苍白、湿冷，口唇、指（趾）甲为灰白或青紫色，四肢逐渐发硬，出现向中央发展的瘀血斑点。具体照护措施如下。

（1）密切观察老年人生命体征、末梢循环及尿量的变化，并及时做好记录。

（2）注意保持老年人体温，加强保暖，必要时应用热水袋或加温毯。

（3）做好抢救药品和器材的准备。

（二）呼吸系统的变化及照护

临终老年人由于呼吸中枢麻痹，呼吸肌收缩力，降低致使分泌物在支气管中流留，出现呼吸困难，打鼾声、痰鸣或鼻翼扇动，呼吸由快变慢，由深变浅，出现潮式呼吸、点头样呼吸等。具体照护措施如下。

（1）保持室内空气新鲜，及时通风换气。

（2）病情允许时可适当半卧位或抬高头与肩，以改善呼吸困难。

（3）保持呼吸道通畅：痰液堵塞、呼吸困难是临终老年人的常见症状，床旁提前备好吸引管，及时吸出痰液和口腔分泌液。

（4）意识不清醒的老年人应采取仰卧位，头偏向一侧或侧卧位，防止呼吸道分泌物误吸入气管引起窒息或肺部并发症。

（5）根据临终老年人呼吸困难程度，及时给予吸氧。

（三）消化与泌尿系统变化及照护

临终老年人胃肠蠕动逐渐减弱，气体容易积聚于胃肠，出现呃逆、恶心、呕吐、腹胀现象，有时还有大小便失禁或便秘、尿潴留、粪便嵌塞等症状。具体照护措施如下。

（1）协助老年人做好口腔清洁，防止口腔感染。口唇干裂者可涂液状石蜡，也可用湿棉签滋润口唇，有口腔溃疡或真菌感染者酌情局部用药。

（2）临终老年人缺乏食欲，为保证其营养，应充分了解老年人饮食习惯，尽量满足老年人的饮食要求和营养需求。

（3）如老年人有恶心感，进餐前可给予止吐药或助消化药，给予流食或半流食，必要时采用人工方法，如全胃肠外营养等，以补充足够热量的均衡营养物及水分。

（4）尿潴留者可留置导尿管，便秘者可给予灌肠或其他通便措施，大小便失禁者做好会阴部皮肤清洁照护或使用保护器具，减轻老年人躯体及精神上的痛苦。

（四）感知觉及语言改变及照护

临终老年人常常面容消瘦，面色呈铅灰色，鼻煽，双眼半睁，眼神呆滞，瞳孔固定，对光反射迟钝，称之为希氏面容。老年人语言逐渐困难，表达混乱，视觉逐渐减退，开始只能视近物，以后只存光感，最后什么也看不见，最后听力消失。具体照护措施如下。

（1）环境舒适、安静、整洁，光线照明适当，避免临终老年人因目昏（视物模糊）而产生的恐惧心理。

（2）做好眼部照护，及时用湿纱布拭去老年人眼部的分泌物，如老年人眼睑不能闭合，可涂金霉素、红霉素眼膏或用凡士林纱布覆盖双眼，以保护角膜，防止角膜因干燥而发生溃疡或结膜炎。

二、临终老年人的心理反应和照护

（一）临终老年人的心理特征

美籍精神病学家伊丽莎白-库乐-罗斯（Kuble-ross）博士在其著作 *On Death and Dying* 一书中提出临终老年人5个心理阶段：否认期、愤怒期、协议期、抑郁期和接受期，被公认为现代临终关怀运动中最权威、最准确的剖析临终心理特征的学说。

1.否认期 表现为老年人否认自己患有不治之症，即将面临死亡，会采取各种方式试图证实诊断是错误的。否认是老年人为了暂时逃避现实的压力所采取的心理应对方法，照护者应多与老年人坦诚沟通，尊重其反应，不要急于揭穿其防御心理，也不要对他撒谎，照护中要采取理解、同情的态度，认真倾听其感受，对老年人家属给予支持，使之理解老年人的行为。

2.愤怒期 表现为老年人经常抱怨、挑剔甚至斥责照护人员与家属。照护者应让家属明白愤怒是老年人心理调适的反应，要理解老年人是源于害怕和无助，为老年人提供表达愤怒的机会，宣泄情绪。照护中应尽量满足其合理需要，善于倾听，不因老年人愤怒而采取任何个人攻击行为。

3.协议期 表现为老年人承认自己已患不治之症的事实，对自己的病情抱有希望，配合治疗和照护。照护者应主动关心老年人，鼓励其说出内心的感受，让老年人配合用药以减轻痛苦。同时，应注意观察老年人的反应。

4.抑郁期 表现为老年人悲伤、失落，甚至有轻生的念头。照护者应给予老年人忧伤、哭泣和表达情绪的机会，尽可能满足老年人的各种需求，鼓励家属多陪伴，加强安全保护。

5.接受期 表现为老年人已能面对死亡，平静与接纳。照护者应允许老年人冷静、安静和独处，为老年人提供一个安静、舒适的环境。不必强求和他人有互动行为，家属多陪伴老年人，给予适当的支持。

上述5期变化因个体差异并非绝对前后相继，5个阶段可能重合，可能提前或推后，也可能只停留在某一个阶段。

（二）临终老年人心理照护的基本要求

在照护临终老年人的过程中，照护者的言语、表情及动作都会影响老年人的心理状态，因此，需注意以下方面。

1.表情温柔自然 亲切自然的表情常常能使老年人感到内心安宁放松，相反，紧张慌乱的神态会使老年人感到不安。尤其是眼神可传神，安详、镇定的眼神会使老年人感受到被重视、被关怀，增加面对死亡的勇气；惊恐、躲闪的眼神会使老年人陷入慌乱、猜疑。

2.语言诚恳真挚 语言是一门艺术，临终老年人年龄、职业以及心理状态等都不同，语调应亲切柔和，恳切真挚，语速稳健和缓。并配合非语言交流的方式，如抚摸等，使老年人在生命最后处于被关怀、体贴状态，得到安宁。其次，濒死者进入死亡阶段后目昏（视物模糊），语言困难，但听觉还存在，照护者在床边既不能窃窃私语，以免增加老年人猜疑、焦虑；也不能毫无顾忌地讨论病情，防止老年人受到意外刺激。

3.动作轻柔舒适 对临终老年人实施照护操作时，动作要轻柔、敏捷、稳妥、准确，尽量减少操作不适感，如人工呼吸机等各种抢救设备的噪声，尽量维持一个舒适安宁的物理空间和心理状态。

三、对临终老年人家属及丧亲者的照护

在老年人临终阶段及死亡后，对其家属的关怀服务是临终关怀的重要组成部分。家属在整个临终阶段尤其是丧亲后也经历着痛苦的感情折磨，需要照护者的安抚和关怀。因此，给予临终老年人家属心理支持，鼓励他们，是照护者的职责之一。

（一）临终老年人家属的心理特征及心理支持

1.临终老年人家属的心理特征　作为临终老年人的家属，他们既痛苦又辛苦。一方面，要日夜照顾老年人，体力上、经济上极度消耗；另一方面，要克制自己悲哀无助的情绪，给予老年人以精神上的支持。既要消耗大量精力，又忍受着种种不良因素的刺激。临终老年人家属常常表现出相似的悲痛心理特征。

（1）震惊和否认　当家属得知亲人患绝症或病情无法医治后，会十分震惊，不知所措，难以接受既成的事实，不相信这样的结果，于是求医心切，会试图否定医生的诊断和预测。

（2）悲痛欲绝　直至诊断确定，才真正意识到相依为命的亲人要于不久后离自己而去，无法接受，悲痛欲绝。特别是当亲人承受着剧烈的、持续的，以及各种治疗后的痛苦反应，病情也每况愈下时，更是痛不欲生。

（3）愤怒怨恨　虽然很痛苦，但又不能在老年人面前表现出悲伤情绪，还要强打精神安慰老年人，家属因此怨恨自己无能，看到周围的人和家庭，觉得命运不公平，心生怨恨。

（4）委曲求全　长期受疾病折磨的老年人，其心理状态亦常发生变化，有些老年人以自我为中心，对亲人百般挑剔、无端指责、无故发怒，家属常深感委屈，又不愿意倾诉出来，担心加速老年人病情恶化，故只能默默承受。

（5）恐惧不安　由于缺乏知识，常同老年人接触的亲属们害怕老年人的疾病会传染或遗传，因此他们心怀恐惧与担忧；老年人亲属常想到即将到来的与亲人的生离死别，家庭不再团圆美满，可能会因此带来负面影响而产生恐惧不安的心理。

（6）忧虑与烦恼　临终老年人家庭中，赡养家庭的重担完全落在亲属身上，原本正常的生活秩序，因治愈无望家属常会感到巨大的压力，焦灼忧虑。但这种情况因不同的家庭结构、经济状况、自身因素，表现不一。

（7）对照护人员寄予厚望　临终老年人家属很愿意与照护人员交谈，获得知识、方法以及心理安慰。也希望照护人员能尽量多与老年人谈心，以解除老年人恐惧、忧虑、悲观绝望等心理问题，使老年人从绝望中看到一线光明，从而增强治疗的信心，同时更迫切地希望老年人的疾病能尽快得到攻克。

2.临终老年人家属的心理支持　上述临终老年人家属的种种心理特征，必将影响他们的身体健康、工作、学习和生活。所以，作为照护人员对临终老年人家属亦应给予同情、理解和帮助，同时应指导老年人家属正确面对现实，促进其心理适应。

（1）适当为家属提供与老年人单独相处的时间和环境。

（2）让家属正确了解老年人的病情进展及预后情况。

（3）与家属共同讨论老年人的身心状况变化，制订相应的照护计划，争取家属参与对老年人的照护过程。

（4）为家属提供有关临终照护的知识与方法，使他们了解临终老年人的身心变化特点，减少焦虑，使其在照料亲人的过程中获得心理慰藉。

（5）鼓励和倾听家属诉说自己内心的种种感受，指导他们在老年人面前正确交流。

（6）给家属出谋划策，让其调动老年人的社会关系，如亲朋好友、同事等，为家属分忧，排解情绪，解决他们的实际困难，维持家庭生活的完整性。

（二）丧亲者的心理反应及照护

丧亲者通常称为死者家属，主要指失去父母等直系亲属。失去最亲近的亲人是一个重大的生活事件，也是最强的应激事件，直接影响丧亲者的身心健康。

1.丧亲者的心理反应　悲伤是丧亲者心理的必然反应，丧亲者因社会背景、宗教信仰、对丧亲事件的承受和适应能力等的不同而产生不同的悲伤反应。很多学者认为悲伤是一个进行性的适应过程，了解悲伤的过程、识别悲伤常见的行为表现，有助于照护者帮助丧亲者达到心理适应。通常可将其分为如下阶段。

（1）震惊和怀疑　起始于死亡时，通常会持续到丧亲后的几周里。不管死亡是否是预料之中的，丧亲者的反应依然是震惊、麻木和怀疑。会有不真实的感觉，但丧事办理后，这种不真实和麻木的感觉会转变成为痛苦和分离的感觉。丧亲者可能会出现一些身体症状，如全身无力、发抖喉咙部有紧迫感、出汗、冷湿的感觉，厌食或感觉精疲力竭；有的丧亲者还会表现出极端行为，如长久坐着，很少做或不做任何事情；也可能会变得异常亢进，不能安静地坐一会儿，甚至无法入睡。有的甚至会表现出一些极端的情绪，如极度伤心、悲哀愤怒、抑郁或内疚。尽管死亡在理性上可以被接受，但是其极端情绪和行为却是无法接受死亡的表现。还有部分丧亲者表现出"寻找行为"，如梦到死者生还和看到死者等。

（2）怀念和不满　在几周内丧亲者都会处在怀念和拒绝的情感中，这段时间内，丧亲者会对于照护人员不能使他们的亲人"起死回生"而感到愤怒。他们依然怀念以前团聚的情景，可能会对可以与亲人在一起的人们产生不满。这时，他们难以与别人分享感情和思想。

（3）苦闷和绝望　经历了前两个时期，适应了亲人离去的感受，丧亲者开始较多地关注自己，麻木和狂怒的情绪渐渐消退，开始承认现实。丧亲者感到迷惘，生活没有目标，对任何事物失去动机和兴趣。这时，他们会感到孤独、压抑，认为生活没有意义。记忆力下降和注意力难以集中是这个时期常见的和暂时的表现，他们常常情绪失控，内疚、恐惧和后悔，苦闷的体验使丧亲者感觉到生命是脆弱的。同时，他们可能会失眠，甚至因排解烦闷染上一些不良嗜好，吸烟或过多地应用一些镇静药物或酒精等。

（4）效仿和体验　丧亲者会效仿已故亲人的一些行为和特殊习惯，如家具摆设、生活习惯、爱好等，自我感觉依然在一起。甚至部分人出现他们所失去的亲人最后一次生病的某些症状。照护者必须能够区分和识别这些症状是与生理疾病相关，还是与丧亲反应相关。

（5）重组和恢复　悲哀的感受和症状不会突然地消失，而是逐渐消退。一般在丧亲后6个月至几年内，丧亲者开始从悲哀中解脱出来。这个过程可能长些，也可能短些，但都在正常范围内。但尽管生活稳定了，失去亲人的痛楚仍伴随终生，在与已故者相关的、可强烈唤起回忆的情境下，如已故者的生日、祭日或节日，这些反应可重新发生。

2.丧亲者的照护 照护者应认识到丧亲者的痛苦开始于亲人临终阶段，其过程比死去的亲人所经历的心理更为漫长和痛苦。死亡是老年人痛苦的结束，但同时又是丧亲者悲哀的高峰。长期的压抑苦闷必将影响丧亲者的身体健康和生活质量。作为照护人员，应对丧亲者进行情绪上的支持和心理的疏导，以缓解他们的身心痛苦。

（1）正确评估丧亲者的心理应激反应程度 通过分析丧亲者的悲伤症状和所处阶段，对其应激水平和适应能力给予全面、准确的评估，并按悲伤的不同阶段制订相应照护，给予减轻悲伤的心理支持。鼓励丧亲者尽情宣泄他们悲伤的情绪，认真倾听他们的诉说，运用眼神、握手等非语言行为表达理解和支持。

（2）帮助其重建生活信心 讲解有关知识，帮助丧亲者以积极的方式面对现实、接受现实，有助于他们疏导悲痛，认识到自己继续生存的社会价值，重建生活的信心。

（3）协调解决实际问题 联系有关部门，根据丧亲者的具体情况给予实际帮助，如经济问题、家庭组合、医疗费用等。

（4）加强支持系统 调动丧亲者的重要社会关系和朋友作为支持性资源，鼓励丧亲者与有共同兴趣和目标的社会团体和个人建立联系，参加一些有关的社会、他人的活动，从中获得慰藉，淡化个人的丧失。

（5）建立丧亲者随访制度 目前在国外，老年人死后2周、2个月、半年，甚至1年内，临终关怀机构一直通过信件、电话、访视与家属保持联系，从而体现临终关怀工作的价值。

【拓展学习】　　　　　　　　　　　　【任务检测】

临终老年人疼痛的照护

【课堂笔记】

（祁俊菊　李燕萍）

参考文献

［1］张玲娟，张雅丽，皮红英.实用老年护理全书［M］.上海：上海科学技术出版社，2019.

［2］郑彩娥，李秀云.康复护理技术操作规程［M］.北京：人民卫生出版社，2018.

［3］周燕珉，程晓青，林菊英，等.老年住宅［M］.2版.北京：中国建筑工业出版社，2018.

［4］黄岩松，李敏.老年健康照护临床案例版［M］.武汉：华中科技大学出版社，2017.

［5］肖新丽，储奕.老年护理［M］.2版.北京：高等教育出版社，2017.

［6］郑洁皎，俞卓伟.老年康复［M］.北京：人民卫生出版社，2019.

［7］蔡文智.康复护理［M］.北京：科学出版社，2018.

［8］缪荣明.老年长期照护与康复指导手册［M］.北京：人民卫生出版社，2019.

［9］周中苏，刘复林，唐广良.老年安全护理与风险防范［M］.北京：科学技术文献出版社，2018.

［10］王文焕.适老化居家环境设计与改造［M］.北京：中国人民大学出版社，2020.

［11］王珏辉，姬栋岩，张宵艳.老年护理技术［M］.武汉：华中科技大学出版社，2010.

［12］宋岳涛.老年综合评估［M］.北京：中国协和医科大学出版社，2019.

［13］周郁秋，张会君.老年健康照护与促进［M］.北京：人民卫生出版社，2019.

［14］杨根来，李玲.失智老年人照护职业技能教材（中级）［M］.北京：中国财富出版社，2019.

［16］林婷婷.广州地区养老护理员虐待老年人现状及影响因素研究［D］.广州医科大学，2019.

［17］顾梦倩，赵燕燕，陈圣枝，等.2019年版国际《压力性损伤的预防与治疗：临床实践指南》解读［J］.河北医科大学学报，2021，42（5）：497-499.

［18］蒋玉芝.老年人心理护理［M］.北京：北京师范大学出版社，2015.

［19］王婷.老年心理慰藉实务［M］.北京：中国人民大学出版社，2015.

［20］孙建萍，张先庚.老年护理学［M］.4版.北京：人民卫生出版社，2018.

［21］侯金荣.老年病护理管理学［M］.长春：吉林科学技术出版社，2019.

［22］贾建平，陈生弟.神经病学［M］.8版.北京：人民卫生出版社，2018.

［23］金肖青，许瑛.失智症长期照护［M］.北京：人民卫生出版社，2019.

［24］董碧蓉.失智症老年老年人的全程照护［M］.成都：四川大学出版社，2021.

［25］王友广.中国居家养老住宅适老化改造实操与案例［M］.北京：化学工业出版社，2018.

［26］燕铁斌，尹安春.康复护理学［M］.4版.北京：人民卫生出版社，2017.

任务检测参考答案